Mosaik
bei GOLDMANN

Buch

Mit dem erfolgreichen LOW FETT 30-Konzept können sich auch Berufstätige gesund ernähren und gleichzeitig abnehmen.
Dieses Buch zeigt, wie man auch im Job erfolgreich die LOW Fett 30-Methode anwendet. Nach der Regel »Erlaubt ist alles, solange maximal 30 Prozent der täglichen Kalorienzufuhr aus Fett bestehen« ist endlich Schluss mit Crash-Diäten, Fitness-Terror und frustrierendem Jojo-Effekt. Unterstützt von Beispielen aus dem realen Leben werfen die Autorinnen einen Blick in den Kühlschrank von Berufstätigen und helfen, die Fallen falscher Ernährung im Job erfolgreich zu umgehen. Speziell ausgewählte Rezepte – auch zum Mitnehmen ins Büro –, Praxis-Tipps aus der Küche und Ratschläge zum Kochen garantieren den Erfolg.

Autorinnen

Gabi Schierz ist Diplom-Ökotrophologin und arbeitete in der Ernährungsindustrie als Produktmanagerin.
Gabi Vallenthin ist die eigentliche Initiatorin des LOW FETT 30-Konzepts. Schon als Säugling übergewichtig, hat sie im Laufe ihres Lebens nahezu alle Diäten kennen gelernt. Mit dem Ergebnis, anschließend wieder zuzunehmen. Mit der Fett-Formel von LOW FETT 30 gelang es ihr, dem Teufelskreis zu entrinnen.

Im Sonderheft der Stiftung Warentest (April 2002) zum Thema »Diäten« erhielt das Gruppenkonzept LOW FETT 30-konkret die Bewertung »sehr empfehlenswert«, und auch weitere Bücher der Autorinnen wurden bei den 22 besten Abnehmkonzepten auf dem Markt eingestuft.

Internet: www.lowfett.de

Von den Autorinnen außerdem bei Mosaik bei Goldmann:

LOW FETT 30. Essen macht Spaß (16504)

Gabi Schierz / Gabi Vallenthin

LOW FETT 30
für Berufstätige

Für alle, die im Job
eine gute Figur machen wollen

Mit vielen Erfolgsstorys und
den tollsten Rezepten

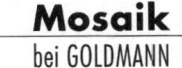

Mosaik
bei GOLDMANN

Die Ratschläge in diesem Buch sind von den Autorinnen und vom Verlag sorgfältig erwogen und geprüft, dennoch kann eine Garantie nicht übernommen werden. Eine Haftung der Autorinnen bzw. des Verlags und seiner Beauftragten für Personen-, Sach- und Vermögensschäden ist ausgeschlossen.

Bildnachweis: Die Fotos der LOW FETT 30-Anwender/innen wurden von den Beteiligten zur Verfügung gestellt.

Umwelthinweis:
Alle bedruckten Materialien dieses Taschenbuches
sind chlorfrei und umweltschonend.

Originalausgabe Mai 2003
© 2003 Wilhelm Goldmann Verlag, München,
ein Unternehmen der Verlagsgruppe Random House GmbH
Umschlaggestaltung: Design Team München
unter Verwendung eines Fotos von Zefa/SIS/Dave Cutler
Redaktion: Renate Weinberger
Satz: Uhl + Massopust, Aalen
Druck: GGP Media, Pößneck
Verlagsnummer: 16535
kö . Herstellung: Max Widmaier
Made in Germany
ISBN 3-442-16535-0
www.goldmann-verlag.de

1 3 5 7 9 10 8 6 4 2

Inhalt

Teil 1

Teil 2

Teil 3

Teil 1

LOW FETT 30

Fettarme Ernährung ist ja seit einigen Jahren der Ernährungstrend schlechthin. Meterweise finden wir in Supermärkten Produkte mit Aufschriften wie »light«, »fettarm«, »fettreduziert« oder »nur xy% Fett«.

Auch in Restaurants, Tankstellen und Kantinen bemüht man sich, den Wünschen der Gäste nach »leichter Kost« entgegenzukommen. Da gibt es Gerichte für die schlanke Linie, und hier finden Sie dann Angebote wie Hühnerfrikassee oder überbackenen Camembert.

Was bedeutet LOW FETT 30?

Leider helfen uns die Informationen auf Verpackungen und Speisekarten nicht alle dabei, uns wirklich IMMER nach einer der insgesamt zehn Empfehlungen der Deutschen Gesellschaft für Ernährung (DGE) einzukaufen, die da heißt:

»Maximal 30% der täglichen Kalorien sollen aus Fett kommen.«

30% der täglichen Kalorien bedeutet, dass 30% des Brennwertes (gemessen am Gesamtbrennwert/an den Gesamtkalorien) aus Fettkalorien stammen sollen.

Hat ein Produkt also 100 kcal, sollen nur 30 kcal aus Fett stammen.

Der Rest ist idealerweise aus (komplexen) Kohlenhydraten und (pflanzlichem und tierischem) Eiweiß.

Fett hat aber dummerweise 9 kcal pro Gramm, Kohlenhydrate und Eiweiß dagegen nur 4 kcal. Für ein Gramm Fett können Sie also je ein Gramm Kohlenhydrate plus ein Gramm Eiweiß essen, und Sie liegen damit immer noch unter den 9 kcal pro Gramm, die das eine Gramm Fett liefert.

Möchten Sie also nun wissen, ob ein Produkt der Richtlinie der DGE entspricht, gibt es erst einmal nur zwei Wege: Informieren Sie sich über die Brennwerte von Lebensmitteln. Dabei helfen Ihnen zum Beispiel die Nährwerttabellen in diesem Buch (ab Seite 259) und in unseren anderen Büchern.

Oder Sie rechnen den Anteil der Kalorien aus Fett selbst aus:

Das ist die Fettformel:

$$\frac{\text{Gramm Fett x 9 kcal x 100}}{\text{Gesamtkalorien}} = \text{Prozent der kcal aus Fett (Fettkalorien)}$$

Wenn Sie hier die Werte eines Lebensmittels für Gramm Fett und Gesamtkalorien eingeben und nach dieser Formel rechnen, bekommen Sie Werte zwischen 0 bis 99,99 % – überschreitet der Wert die 30,00 %-Marke nicht, sprechen wir von LOW FETT 30.

Dann können Sie sicher sein, dass ein Lebensmittel oder Produkt für eine WIRKLICH fettarme Ernährung geeignet ist.

LOW FETT 30 bedeutet: Maximal 30 % der Kalorien kommen aus Fett.

Das hat uns gefreut: STIFTUNG WARENTEST meinte »sehr empfehlenswert«

Im Sonderheft der Stiftung Warentest über Diäten und Abnehmkonzepte (04/2002) wurde nicht nur unser Konzept für die Gruppen »LOW FETT 30-konkret« mit »sehr empfehlenswert« bewertet, selbst einzelne LOW FETT 30-Kochbücher erhielten überdurchschnittlich gute Beurteilungen, obwohl es sich lediglich um Kochbücher zu bestimmten Themen handelt.

Mit unserem Gesamtkonzept die Liste der 11 besten Diäten (von über 80) anzuführen, empfinden wir als ganz besonderen Erfolg.

Was ist das Gute an LOW FETT 30?

Wenn Sie Ihre Ernährung konsequent (ohne Wenn und Aber) auf LOW FETT 30 umstellen, treten sehr interessante Effekte auf, die sich positiv auf Ihr Wohlbefinden auswirken werden:

- Wenn Sie Übergewicht haben, wird sich dieses vermindern.
- Ihre Blutfettwerte, allen voran der Wert für die Triglyceride, werden sich in wenigen Wochen nach unten bewegen.
- Sie werden sich fitter fühlen, denn weniger Fett im Blut sorgt für einen verbesserten Transport von Sauerstoff: Sie kriegen besser Luft und sind (nicht nur nach dem Essen) leistungsfähig und aktiv.
- Gesundheitliche Probleme wie Bluthochdruck, ein zu hoher Cholesterinspiegel und viele Erkrankungen, die ihren Ursprung auch in der heutigen Ernährung haben (zum Beispiel Rheuma, Gicht, Diabetes II) verbessern sich – nicht zuletzt über die Verminderung des Körpergewichts. Viele LOW

FETT 30-Anwender können heute ohne die Einnahme von Medikamenten aktiv leben.

Wissenschaftler schätzen: Rund 60 % der tödlichen Erkrankungen sind auf unsere »zivilisierte« Lebensweise (falsche Ernährung, mangelnde Bewegung) zurückzuführen: Herzinfarkte und Schlaganfälle führen das Feld an (teilweise auch als Folgen einer Diabetes-Erkrankung). Aber auch bei einigen Krebserkrankungen (zum Beispiel Brustkrebs) gibt es Zusammenhänge zwischen Ernährung und Häufigkeit des Auftretens.

Letzteres leitet man aus so genannten Migrations-Studien ab: Das sind Untersuchungen über Menschen eines bestimmten Kulturkreises (zum Beispiel Japaner, die so gut wie kein Brustkrebsrisiko haben), die in einen anderen Kulturkreis (zum Beispiel nach Amerika oder Europa, mit hoher Brustkrebsrate) übersiedeln. Nach etwa 15 Jahren im neuen Kulturkreis steigt zum Beispiel die Brustkrebsrate der Japanerinnen in Amerika signifikant an und erreicht nach 20 Jahren Zugehörigkeit im neuen Land die gleichen Werte wie bei den Amerikanerinnen.

Anmerkung: Umgekehrt gilt das natürlich auch, zum Beispiel für Magenkrebs: Japaner sterben deutlich häufiger als Amerikaner an Magenkrebs. Wahrscheinlich eine Folge der stark gewürzten Speisen.

So bleiben Sie gesund und fit

Egal, ob Sie heute schon schlank sind oder ob Sie sich mit 150 Kilo rumplagen: Eine LOW FETT 30-Ernährung in Kombination mit Bewegung verbessert nachhaltig Ihre Gesundheit: Ihre heutigen Zipperlein bessern sich, Sie erleichtern Ihr Gewichtsmanagement und beugen altersbedingten Erkrankungen vor.

Ein befreundeter Arzt hat in Bezug auf LOW FETT 30 mal den Satz geprägt: »Mit diesem Ernährungs- und Bewegungskonzept geht man zumindest fit in die Kiste.« Klingt zwar reichlich makaber, trifft aber den Punkt: Wir werden alle nicht ewig leben. Aber wir sollten jede Anstrengung unternehmen, möglichst lange gesund und munter, geistig und körperlich fit zu bleiben und damit ein schönes, hohes Alter zu erreichen.

Dieses Ziel können Sie immer in die Tat umsetzen, auch wenn Sie heute die 80 bereits überschritten haben. Eine konsequente Umsetzung von LOW FETT 30 – also maximal 30% der täglichen Kalorien aus Fett gepaart mit regelmäßiger Bewegung – ist für jede Altersstufe und jede Gewichtsklasse der bessere Weg.

Starten Sie – JETZT!

Der erste Schritt zu LOW FETT 30 ist einfach die Information. Wie geht's, wie funktioniert's, was muss ich tun, wie muss ich einkaufen, kochen, mich bewegen?

Dazu gibt es nicht nur dieses Buch, sondern auch viele andere Bücher von uns. Außerdem Abnehmgruppen über ganz Deutschland verteilt, zahlreiche Kooperationspartner (zum Beispiel XOX, die REWE-Handelsgruppe), die ihre Angebote entsprechend kennzeichnen, Ärzte, Fitnessstudios und unsere Internet-Seite auf denen sich motivierte User treffen, austauschen und gegenseitig anspornen.

Der zweite Schritt ist die Umsetzung beim Einkaufen und bei den eigenen Vorräten. Es ist nahezu unmöglich, sich fettarm zu ernähren, wenn der Kühlschrank vor Fettfallen nur so strotzt. Wir haben eine Liste für Sie ausgearbeitet, nach der Sie Ihren Kühlschrank samt Vorratsschränken nachhaltig und wirkungsvoll »entfetten« können (siehe Seite 100ff.). Und dann gehen Sie einkaufen. Dabei kaufen Sie nur noch Lebensmittel ein, die wirklich LOW FETT 30 sind.

Sie werden bald feststellen, dass es viel, viel mehr Lebensmittel gibt, die man essen kann, als Sie heute vielleicht ahnen.

Lebensmittel, von denen Sie bislang immer geglaubt haben, sie seien »ungesund«, »verboten« oder was auch immer. Damit räumen wir auf! Sie werden noch Augen machen. Fest versprochen!

Der dritte Schritt sind neue Kochgewohnheiten. Nicht mehr einfach nur die Ölflasche auf und das Öl in die Pfanne laufen lassen, nicht dick Käse über den Auflauf raspeln und noch vier Eier zum Stocken unterrühren. Wir haben supereinfache und wirklich köstliche Rezepte auf Lager, mit denen Sie immer die LOW FETT 30-Regeln einhalten. Wir garantieren Ihnen, dass sich in allen unseren LOW FETT 30-Büchern ausschließlich Kochrezepte befinden, die nicht mehr als 30 % der Kalorien aus Fett haben.

Das Gleiche gilt für die Rezepte, die Sie von unseren Kooperationspartnern überwiegend kostenlos erhalten: Sie sind mit unserem Gütesiegel ausgestattet, und Sie können sich hundertprozentig darauf verlassen.

Wir verwenden auch Zutaten wie Butter oder Öl, Mayonnaise oder Schmand – aber eben in anderen Dosierungen als bei traditionellen Kochrezepten. Butter und Majo gibt's bei uns in homöopathischen Dosen – und selbst wenn Sie den Satz »Fett ist ein Geschmacksträger« bis ins Stammhirn verinnerlicht haben: LOW FETT 30 schmeckt super. Und das Beste: Sie lernen, wieder zu schmecken.

Fett kleistert Ihnen nämlich ganz schön die Geschmackspapillen auf Ihrer Zunge zu. Wenn die wieder frei sind durch fettarme Gerichte, da schmecken Sie plötzlich wieder die feinsten Nuancen heraus, sodass das Essen wieder richtig Spaß macht.

Der vierte Schritt ist die Bewegung. Keine Panik! Sie sollen nicht morgen in aller Herrgottsfrühe durch den Wald joggen und die Eichkätzchen erschrecken. Fangen Sie langsam an, steigern Sie langsam Ihre Leistungsfähigkeit, und übertreiben Sie nicht. Mehr zur Bewegung erfahren Sie ab Seite 116.

Und jetzt geht's los

Bei LOW FETT 30 müssen Sie sich an genau drei Regeln halten:

Regel 1
Essen Sie, wenn Sie Hunger haben!
Das heißt: Essen Sie dann, wenn der Magen sich meldet. »Jaaaa«, werden Sie sagen, »genau das ist mein Problem. Ich merke überhaupt nicht mehr, wann ich Hunger habe und wann nur Appetit.« Ganz ehrlich: Das geht fast allen so. Genau da liegt ja der Hase im Pfeffer. Wir essen aus ganz vielen Gründen: Weil was herumliegt, weil ein Keks uns anlacht, weil die Kollegin einen ausgibt, weil noch ein Rest Nudeln in der Schüssel ist. (Sie wissen schon: Zu wenig zum Aufbewahren, zu schade zum Wegwerfen! Wir essen, weil wir die Gastgeber nicht enttäuschen wollen, weil wir sonntags immer Kuchen essen, weil, weil, weil…)

Essen, »nur« weil wir Hunger haben, hat Seltenheitswert. Das liegt einfach an der ständigen Verfügbarkeit von Nahrung. Wenn Sie jedes Mal auf einen Baum klettern müssten, um etwas zu essen, würden Sie sich das oft anders überlegen. Aber wenn man einfach nur beim Drive Inn eine Schleife fahren muss, dann ist es ja kein Problem, an was Leckeres ranzukommen.

Da man seine Gewohnheiten nicht von heute auf morgen komplett umkrempeln kann, gewöhnen Sie sich an, vor jedem Bissen, den Sie zum Mund führen, zu fragen: »Habe ich jetzt HUNGER oder bin ich bloß mal wieder verfressen, frustriert, gelangweilt?«

WENN sich Ihr Magen aber meldet und knurrt, dann essen Sie auch. Sie sollen nicht hungern. Sie sollen essen, und Sie müssen essen. Essen ist Ihr Treibstoff. Kein Auto fährt ohne

Benzin. Das bleibt stehen. Aber wie viele Leute meinen entgegen aller Logik, mit Hungerkuren wären sie auf dem richtigen Weg? Viel zu viele.

Nehmen Sie sich ein großes Blatt, und schreiben Sie drauf: *Ich esse, wenn ich Hunger habe!*

Regel 2
Hören Sie mit dem Essen auf, wenn Sie satt sind.
»Jaaaa«, werden Sie auch jetzt sagen, »ich merk ja gar nicht, wann ich satt bin. Es ist so verdammt schwer, aufzuhören, wenn es schmeckt, und es ist noch schwerer, den Punkt zu erwischen, ab wann ich satt bin.«

Stimmt. Auch das ist ein Problem. Und der zweite Grund für Übergewicht. Wir futtern, weil's schmeckt. Weil's schmeckt, nehmen wir den dritten Teller Nudeln, das zweite Eis oder Stück Kuchen. Ein Teller hätte womöglich längst gereicht, aber weil wir immer das Gefühl haben, so was Leckeres lassen wir doch nicht stehen, schaufeln wir uns noch einen Teller rein. Glauben Sie mal nicht, dass wir nicht aus Erfahrung sprechen. Das geht uns allen so. Deswegen haben auch mehr als 60 % der Deutschen heute Übergewicht.

Das Gute an LOW FETT 30 ist: Sie dürfen sich SATT essen. Sie müssen nicht mit Miniportionen durchs Leben gehen, sondern Sie dürfen essen, bis Sie satt sind. Also nix von wegen Hungerkur.

Der Trick, wie man wieder lernt, was SATT bedeutet, ist, sich bei jedem Gang zu überlegen: Habe ich denn überhaupt noch Hunger? Oder bin ich einfach nur mal wieder verfressen?

Haben Sie den Zettel noch? Schreiben Sie drauf: *Ich höre auf zu essen, wenn ich satt bin!*

Huschen Sie morgen früh mal schnell an den Kopierer in Ihrem Büro, und machen Sie sich zehn Kopien davon.

Hängen Sie die Kopien in den Kühlschrank, an den Kühl-schrank, an alle »Futterecken« (da, wo die Süßigkeiten liegen, die Knabberkekse, die sonstigen Leckerchen), einen packen Sie ins Auto, einen kleben Sie auf die Schreibunterlage im Büro, und den letzten legen Sie in die Schublade, wo Sie Ihre kleinen Bürosnacks bunkern. Gut sichtbar obendrauf. Nicht drunter!

Regel 3
Alles, was Sie in den Mund schieben,
ist ab sofort LOW FETT 30
Diese dritte Regel ist einfach zu befolgen: Wenn es nicht LOW FETT 30 ist, lassen Sie es liegen. Kein Stück Schokolade, keine Scheibe Salami kann so lecker schmecken wie fünf Kilo weni-ger sich anfühlen.

Das ist alles LOW FETT 30

Wir haben Ihnen ja schon versprochen, dass es eine Menge Lebensmittel gibt, die LOW FETT 30 sind.

Die Problemlosen
Zwei Lebensmittelgruppen fallen schon fast automatisch unter LOW FETT 30:

Obst und Gemüse: Bis auf Oliven und Avocados ist alles Obst und Gemüse LOW FETT 30. Sie dürfen sich daran satt essen und müssen nicht eine Minute lang überlegen. Essen Sie nach Möglichkeit fünf Portionen Obst und Gemüse pro Tag, und sehen Sie zu, dass Sie dabei 400 Gramm Gemüse verputzen. In der Spargelzeit ist das zugegebenermaßen leichter als sonst, aber auch Paprikaschoten, Möhren und Kohlrabi eignen sich – von roh bis zum Auflauf verarbeitet – dazu, jeden Tag »ver-nascht« zu werden.

Nudeln, Getreide, Kartoffeln und Reis: Die sind immer LOW FETT 30. Also auch kein Problem. Wählen Sie diese Beilagen aus, wenn Sie in Ihrer Kantine sind, und sprechen Sie mit den Köchen ein ernstes Wort, falls sie wieder Butter an den Reis und Öl zu den Nudeln gekippt haben. Das bisschen Kleben ist lange nicht so schlimm wie das Kneifen Ihrer Jeans.

Die zum genauer Hingucken
Bei den anderen Lebensmitteln müssen Sie jetzt genauer hinsehen.

Brot: Auf den ersten Blick denkt man nur ans Getreide, aus dem Brote hergestellt sind. Dennoch gibt es sehr viele Brotsorten, die NICHT LOW FETT 30 sind. Es handelt sich genau um die, von denen die meisten Leute annehmen, dass sie besonders gesund sind: Sonnenblumenbrötchen, Nussbrot, Leinsamenbrot und Ähnliches. Seien Sie hier vorsichtig, denn Nüsse und Samen bestehen fast ausschließlich aus Fett.

Fleisch, Fleischwaren und Wurst: Die können Sie gut einteilen, wenn Sie sich vorstellen, dass reines Muskelfleisch kaum Fett enthält. Das hat nur einen Fettrand oder Fettmaserungen. Kaufen Sie also reines Muskelfleisch wie Filet von Rind, Kalb, Schwein oder Huhn und Pute (immer ohne Haut!), Kasseler oder Rinderroastbeef, gekochten und geräucherten Schinken ohne Fettrand und ohne Fettmaserung (im einzelnen sind das Lachsschinken, gekochter magerer Schinken), Kasseleraufschnitt, Hühnchen in Aspik, geräucherte Putenbrust und das eine oder andere Corned Beef (das ist von Hersteller zu Hersteller unterschiedlich, deshalb die Nährwerte durchrechnen).

Milchprodukte: Hier ist die Auswahl noch relativ groß (1,5 %ige Milch, Magerquark, 0,1 %-Joghurt usw.), aber bei Käse sieht es düster aus. Nur der Harzer Käse (Mainzer Handkäs) ist LOW FETT 30 und der neue 0,1 %ige Frischkäse von Exquisa.

Alle anderen Käsesorten liegen darüber, egal, wie groß »light« draufsteht.

14 Gramm Fett (steht auf Ihrem Diätkäse drauf oder 17 %) ergeben in aller Regel 55 bis 70 % der Kalorien aus Fett.

Einzige Rettung: Käse nicht pur oder auf Knäckebrot essen, sondern in dünnen Scheiben auf dicke Brotscheiben legen. Und keine Butter drunter, sondern obigen Frischkäse, süßen Senf oder Tomatenmark.

Auch bei Aufläufen müssen Sie mit jedem Gramm rechnen. In unseren Kochbüchern haben wir das für Sie getan: Sie müssen dann den Käse lediglich exakt abwiegen.

Futter für Naschkatzen: Ach, wie schön, da gibt es einiges, das LOW FETT 30 ist: die großen Smarties sind zum Beispiel LOW FETT 30, ebenso wie die Super-Dickmanns (aber NICHT die Minis!), After Eight und die Schokolinsen von Piasten (kennen Sie bestimmt: diese rosa und weißen Drops, die mit Schokolade gefüllt sind) und natürlich ALLE Sorten von Gummibärchen. An Eis können Sie das Solero Exotic von Langnese essen und die McSundae-Eisbecher, egal, mit welcher Soße. Hände weg aber von den McFlurries, die sind NICHT LOW FETT 30.

Kuchen: Hier ist es auch nicht so schwer. Bofrost hat zum Beispiel eine komplette Obstkuchenpalette im Sortiment, die LOW FETT 30 ist (da müssen Sie nicht selbst backen). Auch Backmischungen von Dr. Oetker kann man teilweise mit Joghurt statt der angegebenen Menge Öl oder Butter backen: Verwenden Sie einfach etwas mehr als die angegebene Menge, rühren Sie einen Löffel Grieß dazu, und backen Sie den Kuchen in Muffinförmchen bei ca. 20 °C weniger als angegeben.

Getestet haben wir das bei den Muffins, den Brownies, dem Kirschlikuchen und dem Zitronenkuchen.

In unserem Naschkatzen-Kochbuch finden Sie zudem jede Menge Weihnachtsgebäck, Torten und Rührkuchen. Verwenden Sie aber immer hochwertige Markenbackmehle (zum Beispiel Diamant, Goldpuder), denn diese sind besonders treibstark, der Kuchen bleibt dann nicht sitzen.

Knabbersachen: Salzstangen und einige Produkte von »leicht & cross« sind ebenfalls LOW FETT 30. Da es zwar jede Menge »light«-Chips gibt, die aber alle nicht LOW FETT 30 sind, haben wir jetzt selbst LOW FETT 30-Kartoffelchips herausgebracht, die Sie in einer blauen Tüte unter der Marke SCHIPPS finden. Da ist auch gut sichtbar unser Logo drauf. Die SCHIPPS gibt es bereits bei einigen REWE-Niederlassungen und in vielen real-Märkten. Wenn Sie die SCHIPPS nicht gleich finden, fragen Sie einfach den Marktleiter danach. Die Dinger schmecken echt super. Und falls der Laden sie nicht führt, können Sie die SCHIPPS auch in unserem Shop unter www.lowfett.de bestellen.

Wir nennen das Kind beim Namen
Ärgern Sie sich gerade über die Markenwerbung, die wir hier betreiben? Sie werden sie lieben lernen, fest versprochen, denn wenn Sie eine Weile LOW FETT 30 praktizieren, werden Sie feststellen, dass es jede Menge Produktarten gibt (zum Beispiel Pizza, Spaghettisaucen, Fertiggerichte, Süßigkeiten), wo LOW FETT 30-Produkte neben NICHT LOW FETT 30-Produkten liegen und Sie diese nicht unterscheiden können, weil die Hersteller keine Nährwerte aufgedruckt haben. Wenn Sie dann keine Tabelle hätten, in der steht, dass Sie die Hawaii-Pizza von Hersteller A essen können, die von Hersteller B aber besser liegen lassen, müssten Sie womöglich auf Pizza verzichten.

Wäre schade, denn das Angebot an LOW FETT 30-Produkten ist wirklich riesig (wenn man es weiß!). Deshalb haben wir uns zusammen mit unseren Verlagen entschlossen, immer Ross und Reiter zu nennen, auch wenn das erst einmal ungewohnt ist. Sobald Sie aber in den Supermarkt stiefeln, weil Sie abnehmen wollen, ohne zu hungern, sehen Sie die Markenwerbung unter dem Nutzen-Aspekt! Auch die User auf unseren Internet-Seiten tauschen ständig Nährwertelisten untereinander aus, und der Nährwerterechner, den wir da installiert haben, ermöglicht es, Rezepturen anhand von Markenprodukten selbst auszurechnen.

An LOW FETT 30-Produkten können Sie sich immer satt essen, ohne die Mengen abzuwiegen. Sie können sie nach Belieben kombinieren und aufpeppen: Wenn Ihnen auf der LOW FETT 30-Schinken-Pizza noch zu wenig Schinken drauf ist, geben Sie einfach noch welchen dazu. Noch ein paar Paprikastreifen mehr? Oder noch ein, zwei Peperoni dazu? Und die Nudelpfanne mit Gemüse kann auch noch ein bisschen Brokkoli vertragen. Oder mögen Sie lieber Spinat? Ihr Magen ist die einzige Vorgabe, die Sie bezüglich der Mengen beachten müssen. Hungrig oder satt. Mehr nicht. Keine 70 Gramm Hühnchenbrust, kein Teelöffelchen Pastasauce mehr, sondern lecker, vernünftig und abwechslungsreich satt essen.

Die häufigste Frage von Verbrauchern

» Wenn mein Frühstück schon 21% der Kalorien aus Fett hatte, darf ich dann über den Rest des Tages nur noch 9% der Kalorien aus Fett essen?«

Ja, meine Lieben, die PISA-Studie grüßt herzlich zum Thema Prozentrechnen: Prozente kann man nicht addieren. Es ist so, dass JEDES Gericht, ALLES, was Sie in den Mund schieben, nicht mehr als 30 % der Kalorien aus Fett haben darf. Also der Apfel hat 0 %, das Knäcke 17 %, der Super-Dickmanns 28 %, der Schinken 9 %, das Pizza-Baguette 29 %, die Paprika 1 % – das dürfen Sie alles essen. Aber bei der Pizza mit 31,05 % sollten Sie so konsequent sein, dass Sie das Ding liegen lassen. Nicht schummeln. Nicht sagen: »Diiiie 1,05 % machen den Kohl doch nicht fett.« Den Kohl nicht! Da haben Sie schon Recht!

Und LOW FETT 30-Produkte können Sie immer miteinander kombinieren: Auf das Pizza-Baguette mit 29 % legen Sie 200 Gramm Paprika mit 1 %, dazu drei Scheiben Schinken extra mit 9 % – und den Super-Dickmanns als Dessert. Außer Sie sind vorher schon satt. Dann essen Sie den eben, wenn Sie wieder Hunger haben.

Wenn Sie selbst kochen (und das Rezept NICHT auf dem Rechner unserer Internet-Seiten ausrechnen lassen wollen), müssen Sie die Mengen aller Zutaten einzeln auflisten und die jeweilige Menge von Fett in Gramm plus die dazugehörigen Gesamtkalorien errechnen.

Am Schluss addieren Sie ALLE Gramm Fett und ALLE Gesamtkalorien und setzen DIESE Werte in die Formel ein.

Rechenbeispiel

Menge/Zutat	Gramm Fett pro Produkt und Menge	Kalorien pro Produkt und Menge
300 g Mehl	2,7	1014
2 Eier	12,71	200
100 g Zucker	0	400
50 g Butter	39,50	386
Summen	**54,92** Gramm Fett	*2000* Gesamtkalorien

Ab damit in die **Fettformel:**

$$\frac{54{,}92 \text{ Gramm Fett x 9kcal x 100}}{2000 \text{ Gesamtkalorien}} = 24{,}71 \% \text{ der kcal aus Fett}$$

Alles klar?

So können Sie also die fette Butter mit anderen Zutaten ausgleichen. Aber das erfordert einerseits genaues Rechnen, andererseits exaktes Wiegen, deshalb empfehlen wir für den Anfang, ausschließlich LOW FETT 30-Produkte zu verwenden und miteinander zu »verkochen«, dann sind Sie immer im »grünen Bereich«.

LOW FETT 30 unterwegs

In dem Moment, in dem Sie die eigene Küche verlassen und sich in die Hände von mehr oder minder begnadeten Köchen begeben, wird es schwierig. Dennoch gibt es Möglichkeiten, sich auch auswärts fettarm zu ernähren.

Salat ist übrigens selten LOW FETT 30. Das kommt daher, dass der Salat selbst, also das Grünzeug, kaum Brennwert hat. Schon geringe Mengen Öl machen jedoch aus dem gesunden Hasenfutter eine Fettbombe erster Güte. Gewiefte Teilnehmer von LOW FETT 30 lassen sich die Salatsauce separat geben oder machen den Salat mit Joghurt und Balsamico-Essig selbst an. Noch ein Brötchen dazu und schon stimmt die Bilanz wieder.

Genuss pur ist angesagt bei gegrilltem Filet (OHNE Kräuterbutter bestellen!) und gegrilltem Fisch. (Ist er WIRKLICH gegrillt? Fragen Sie den Kellner!) Aber lassen Sie nicht zu, dass der italienische Küchenchef drei Esslöffel Olivenöl über Ihre schön gegrillte Goldbrasse löffelt!

Nudeln mit Tomatensauce (zum Beispiel alla arrabbiata) und Meeresfrüchten sind auch geeignet.

Klassische Restaurants: Hier ist es am schwierigsten, etwas Passendes zu finden. Gekochte Ochsenbrust (Tellerfleisch), Bouillabaisse, klare Suppen mit Nudeln, Forelle blau funktionieren noch. Doch Fischfilets und Delikatessen wie Scampis oder Hummer werden mit Butter, Öl und fetten Dressings für eine LOW FETT 30-Ernährung verdorben.

Fernöstliche Restaurants: Wunderbar leicht sind die Angebote in vielen Thai-Restaurants (das gilt auch für die balinesische und indonesische Küche), in den Sushibars und bei (guten!) Chinesen. Das merken Sie an längeren Wartezeiten (frisch kochen dauert!) und an knackigem Gemüse, feinen, scharfen Saucen und herzhaftem Sud, und zusammen mit Reis (der hier nicht mit Fett »verfeinert« wird) stimmt die Rechnung auch dann, wenn Sie ein bisschen Fett vorfinden. Sichtbares Fett – »Ölpfützen«, Fettränder am Fleisch – lassen sich bei asiatischer Küche besonders gut entfernen, weil man sie durch die nicht gebundenen Saucen sofort erkennen kann.

Hotels: Sie sind im Hinblick auf LOW FETT 30 ein totales Jammertal. Das liegt an den vielen halbfertigen Produkten, mit denen die Profiköche in Großküchen versuchen, die Arbeitsgänge (und die Kosten) zu verringern. Panaden, wohin das Auge blickt, fette Saucen, gebuttertes Gemüse – und möglichst alles frittieren: von Pommes über Cordon bleu bis hin zu Fisch.

Frühstücks-Buffets in den Hotels: Die sind besonders ärgerlich für diejenigen, die geschäftlich viel auswärts übernachten müssen. »Wie sich das gehört«, findet man da Eier, Käse, Würstchen und Speck – alles zu fett –, aber auch Quark, Joghurt und Müsli. Bei Letzteren ist es nahezu unmöglich, den Fettgrad zu bestimmen, ohne vorher zu kosten. Glücklicherweise ist Magerquark und Magerjoghurt billiger im Einkauf und deshalb meist häufiger vertreten als die Sahnevarianten. Aber dennoch ist das keine Garantie. Wer länger LOW FETT 30 praktiziert, lernt – im eigenen Interesse – nachzufragen: »Sagen Sie mal, der Quark da, ist das Magerquark?« Glauben Sie bloß nicht, Sie würden auf Anhieb eine fundierte Antwort bekommen. »Ich glaube schon«, reicht eben nicht – und die Qualität vom Service erkennt man daran, dass engagierte Fachkräfte in die Küche gehen und beim Koch direkt nachfragen. Abgesehen davon, dass man eine vernünftige Antwort bekommt, hat das Nachfragen einen nicht zu unterschätzenden Vorteil: Die Küche wird aufmerksam, dass man erstens Produkte kennzeichnen und zweitens den Service dahingehend verbessern könnte, indem man besonders fettarme Lebensmittel anbietet.

Werden Sie also lästig, vor allem dann, wenn Sie öfter im gleichen Hotel logieren.

Snacks im Hotel: Bei den Pausensnacks, die in Hotels für Seminarteilnehmer angeboten werden, kann man bereits eine Veränderung feststellen. Früher gab es ausschließlich fette Schokokekse und Streuselkuchen. In guten Hotels dagegen finden Sie mittlerweile fettarme Müsliriegel und eine große Schale mit frischem Obst, die witzigerweise auch immer mehr geplündert wird. Unsere Nachfrage kann aber nur bedient werden, wenn wirklich jeder, der sich fettärmer ernähren will, gezielt nachfragt und lästig wird – und sich nicht nur insgeheim ärgert.

So funktioniert LOW FETT 30
für Berufstätige

Je nachdem, womit Sie Ihre Brötchen verdienen und auch abhängig von der Größe des Unternehmens, in dem Sie beschäftigt sind, treffen Sie unterschiedliche Konstellationen an:

Grundlegende Probleme
- Sie müssen viel reisen.
- Ihr Job ist total hektisch – oder eher monoton.
- Sie haben in der Mittagspause keine Ruhe.
- Zum Einkaufen haben Sie nur am Wochenende richtig Zeit.
- Ihre Kollegen sind eine verfressene Bande.

Mittagessen-Probleme
- Es gibt eine Kantine – oder eben keine.
- In der Büroküche gibt es gerade mal eine Mikrowelle.
- In der Büroküche gibt es nichts außer einem Wasserkocher.
- Mittags wird beim Lieferservice bestellt.
- Sie essen (vielleicht auch wegen Ihres Partners) überwiegend abends warm.

Jeder dieser Punkte liefert reichlich Gründe, sich gar nicht erst auf eine Umstellung der Ernährungsgewohnheiten einzulassen. Wenn Sie das zulassen. Wenn Sie aber wirklich entschlossen sind, dass es so, wie es jetzt ist, nicht weitergeht, dann gibt es für jede Klippe einen Fahrplan, wie man sie umschiffen kann.

Wollen Sie etwas ändern?

Das ist die grundsätzliche und eigentlich ganz einfache Frage. Wollen Sie das wirklich? Oder wären Sie einfach nur gern ein bisschen dünner, weil Ihr Partner das möchte?

Die Frage können Sie sich nur selbst vor Ihrem Spiegel beantworten. Gönnen Sie sich heute Abend einen Moment Ruhe, wenn Sie sich fürs Bett fertig machen, und halten Sie Zwiesprache mit Ihrem Spiegel. Am besten stellen Sie sich im Adamsoder Evakostüm davor und schauen sich genau an:

- Wollen Sie sich verändern?
- Mit allen Konsequenzen?
- Mit der Konsequenz, neue Klamotten zu benötigen?
- Mit der Konsequenz, mit weniger Kilos auf den Rippen schlanker und damit für das andere Geschlecht attraktiver zu sein?

Es gibt jede Menge Frauen, die genau mit dem letzten Punkt ein Problem haben, wenn sie ganz, ganz ehrlich zu sich selbst sind. Denn Fett schützt. Auch vor Anmache und vor Begehrlichkeiten des anderen Geschlechts.

Seien Sie zu sich einmal ganz und gar ehrlich. Sie stehen also vor dem Spiegel. Nichts an, außer dem Licht. Sie wollen abnehmen?

Wirklich?

Schlanker werden?

Attraktiver werden?

Gesünder sicher in jedem Fall.

Ja?

Immer noch?

Okay.

Dann ist es jetzt Zeit, dass wir Ihnen zeigen, wie Sie gut über die Runden kommen.

Die Klippen – und wie Sie diese umschiffen

Gleich vorneweg: WIR haben die Klippen nicht gemacht. Sondern das Angebot ist heutzutage einfach noch ziemlich mau. Machen Sie sich klar, dass Sie sich entschlossen haben, etwas zu ändern. Mit den Stolpersteinen müssen Sie leben. Aber man kann damit leben. Beschweren Sie sich aber so oft es nötig ist. Tun Sie es schriftlich – besser mit Brief als mit E-Mail, besser an den Vorstand als an den Kundenservice! Tun Sie es regelmäßig. Speichern Sie einfach einen Formbrief auf Ihrem PC, und fügen Sie lediglich noch Adresse und den exakten Grund Ihrer Beschwerde ein.

Wenn Sie mit Ihren Beschwerden alleine wären, brächte es natürlich nicht so viel. Doch bei regelmäßigen und zahlreichen Beschwerden wird man in den oberen Etagen umdenken. Es dauert einfach nur eine Weile. Vielleicht erleben Sie ja Ihr erstes LOW FETT 30-Bord-Gericht kurz vor Ihrer Pensionierung. Aber Sie WERDEN es erleben. Und DAS ist entscheidend.

Klippe 1: Sie müssen viel reisen
Wer mit dem Auto unterwegs ist, hat es vergleichsweise leichter als Vielflieger. Denn SIE entscheiden, wann Sie Hunger haben und wann Sie etwas essen. Nicht die Stewardess.

Autotipps: Wenn Sie mit dem Auto unterwegs sind, empfiehlt sich alles, was auch bei Wärme stabil bleibt. Das sind in aller Regel Obst und Gemüse. Dabei sind nicht so saftige Früchte die erste Wahl: Äpfel sind besser geeignet als Birnen, Aprikosen besser als Pfirsiche, entsteinte Zwetschgen besser als Ananas- oder Melonenstücke.

Auch beim Gemüse sollten Sie Möhren, Paprika und Kohlrabi den Tomaten vorziehen. Wäre ja blöd, wenn Sie sich beim Reinbeißen die Hose bekleckern.

Vollwertbrote mit Schinken und Gurke können Sie ebenfalls gut mitnehmen. Kann man auch gut im Hotel zubereiten und im Doggy-Bag transportieren.

Für Staus und Zeiten, in denen es effektiv nichts zu beißen gibt, eignen sich Müsliriegel (gucken, ob sie wirklich LOW FETT 30 sind), die SCHIPPS und Trinkjoghurts.

Fliegertipps: Vielflieger haben es schwer. Nicht einmal die ganz großen Airlines sind in der Lage, Ihnen ein fettarmes Gericht anzubieten. Wenn Sie wieder die Wahl zwischen einem Brötchen mit Käse und einem mit Lachs haben, nehmen Sie das mit dem Lachs (essentielle Fette vom Fisch sind besser als gesättigte vom Käse). Und kratzen Sie mit dem löffelartigen Ding, das Sie zum Kaffee erhalten, die dicke Schicht Butter raus, mit der Ihr Brötchen beschmiert ist.

Lassen Sie bei Bord-Menüs die Butter weg, und essen Sie nicht die Salami. Gibt es nur Salami, fragen Sie einfach nach einem zweiten Brötchen, und verteilen Sie den Fettgehalt der einen Salamiportion auf zwei Brötchen. Das macht wesentlich satter – aber der Fettgehalt ist der gleiche. Wenn Sie schon nach anderthalb Brötchen satt sind, lassen Sie das letzte Stück liegen.

Beim Salat empfiehlt es sich, nur wenige Tropfen Dressing zu nehmen – nicht den ganzen Beutel.

Bei Long-Distance-Flügen nach Fernost oder Amerika hilft nur eines: Doggy-Bag mit frischem Gemüse (Tupperschüssel, Frischhaltebox; aber kein Messer mitnehmen, sonst kriegen Sie beim Security-Check ein Problem), Müsliriegel, Tüte mit SCHIPPS. Und kurz vor der Rücktour gehen Sie einfach noch einmal einkaufen. Müsliriegel gibt es auch in den Staaten – und in Fernost Reiscracker ohne Fett.

Klippe 2: Ihr Job ist total hektisch – oder eher monoton
Je nachdem, wie Sie gestrickt sind, kann das eine wie das

andere zum Problem werden. Ein hektischer Job, wo man im Stehen irgendwas runterschlingt, nur um nicht völlig zu unterzuckern, ist genau so schwierig wie ein langweiliger, wenn die Tüten mit den Keksen, Bonbons und die Schokoriegel ständig in Griffweite sind.

Bei hektischen Jobs hilft wieder ein Doggy-Bag: Bevor Sie einen Hamburger oder einen Salamisnack »einwerfen«, greifen Sie lieber zum Müsliriegel, zu einer Banane oder einem Apfel. Dann lassen Sie auch die Finger von den »Besprechungskeksen«.

Wenn Sie dagegen einen eher ruhigen Job haben und Ihre dünne und ständig futternde Kollegin mit dem Schreibtisch voller Süßigkeiten ein Problem ist, dann bauen Sie mit einer Rohkostschüssel vor: Möhren, Paprika, Tomaten-Häppchen, Kohlrabi, Gurke – vielleicht ein paar Essiggurken gegen den faden Geschmack im Mund – und Sie können sich wie ein Kaninchen durch den Tag knabbern. Das ist übrigens die einzige Ausnahme in Bezug auf »Essen, wenn man Hunger hat«. Wenn Sie zu den Stress-Mümmlern gehören – in der Art, dass die mahlenden Bewegungen Ihrer Zähne eine beruhigende Wirkung auf Sie ausüben –, dann knabbern Sie besser fettfrei und ballaststoffreich.

Und versucht Ihre Kollegin, Sie zu boykottieren (so was gibt's wirklich), dann stellen Sie sich die Dame einfach vor, wie sie in zehn Jahren mit Jacketkronen aussieht, die sie dringend brauchte, weil ihre Zähne von Karies zerfressen waren. Überlegen Sie, wie der Zucker ihre Bauchspeicheldrüse belastet, wie die Schokolade eklig ihre Darmwände verklebt – und lehnen Sie mit zuckersüßem Lächeln die Kekse und die Pralinen ab: »Nein, danke. Gemüse ist viel gesünder – und fördert das Denkvermögen!«

Klippe 3: Sie haben in der Mittagspause keine Ruhe

Die mangelnde Ruhe ist dann ein Problem, wenn Sie Ihr Essen wegen der Hektik unvorsichtig wählen, und wenn Sie so schnell essen, dass Sie den Satt-Punkt verpassen.

Wählen Sie – egal, wie hektisch es ist – dennoch mit Bedacht. Die Übung wird Ihnen nach einer Weile helfen, das richtige Gericht auszuwählen. Bis Sie so weit sind, lassen Sie sich Zeit bei der Entscheidung für Ihr Mittagessen. Es bringt nichts, wenn Sie einfach ein paar Schälchen auf Ihr Tablett stapeln, um dann festzustellen, dass wieder nicht das Richtige dabei war.

Falls Sie die Möglichkeit haben, suchen Sie sich zudem ein ruhiges Plätzchen, um ein bisschen abseits von der Herde Ihr Essen in Ruhe zu genießen. Es hilft, wenn Sie sich voll auf das Essen konzentrieren und alle anderen Gedanken abschalten. Überlegen Sie, ob die Erbsen, die Sie auf dem Teller haben, wohl aus der Dose kommen oder aus dem Tiefkühler. Sinnieren Sie darüber, wie die verschiedenen Salatsorten heißen. Das lässt Sie ruhiger werden und sorgt dafür, dass Sie jeden Bissen betrachten und nicht einfach reinschaufeln. Wenn der Teller leer ist, warten Sie noch mindestens eine Minute, bevor Sie aufstehen. Schließen Sie das Essen bewusst ab. Tun Sie es nicht, landen Sie womöglich noch bei den Schokoriegeln und kaufen noch ein bisschen Nachschub ein.

Klippe 4: Zum Einkaufen haben Sie nur am
Wochenende richtig Zeit

Da hilft nur erstklassige Vorratshaltung. Und die wird erheblich erleichtert, wenn Sie einen großen Tiefkühler besitzen und einen guten Kühlschrank. Denn dann haben Sie genügend Vorräte im Haus und rufen nicht wieder spät abends den Pizzaservice an.

Kaufen Sie am Wochenende – wenn Sie die Möglichkeit haben – auf dem Wochenmarkt ein. Wählen Sie Obst und Gemüse nach verschiedenen Haltbarkeitsstufen. Während Himbeeren schnell verderben, halten sich Birnen und Äpfel lange. Salat hält nicht so lange wie Paprikaschoten oder Tomaten.

Während Sie also am Wochenende den Salat mit frischem Fisch und einem frischen Himbeerquark planen, können Sie am Donnerstag immer noch das Brot mit Tomatenscheiben und (tiefgekühlten) Schnittlauchröllchen essen – oder eine Paprikapfanne mit (tiefgekühltem) Tatar. Die Zwiebeln, die Sie dazu benötigen, halten sich ebenfalls.

Brot (gerade Vollwertbrot) lässt sich gut scheibenweise einfrieren. Wenn Sie es brauchen, stecken Sie die zwei Scheiben einfach in den Toaster. Machen Sie Kräuterquark dazu und schon ist das Abendessen fertig.

Die Currywurst an der Pommesbude können Sie sich auf diese Weise gut verkneifen. Apropos Pommes: Es gibt diverse Backofen-Pommes, die LOW FETT 30 sind. Sie brauchen im Backofen etwa 20 Minuten, bis sie gar sind, und ergeben zusammen mit Ketchup, Tsatsiki oder Mexican Salsa ein ganz leckeres Gericht. Schmeckt natürlich auch mit frischem Salat – aber den hatten Sie ja schon am Sonntag aufgegessen.

Wenn Sie ein bisschen planen und überlegen, können Sie das Problem mit dem wöchentlichen Einkauf gut lösen.

Übrigens: Thunfisch im eigenen Saft ist LOW FETT 30, zusammen mit Reis und Paprika oder Kapern, wenn Sie die mögen, ergibt er einen herrlichen Reissalat.

Wichtig: Alle LOW FETT 30-Zutaten können Sie hemmungslos miteinander kombinieren. Sie bleiben immer unter 30 % der Kalorien aus Fett, wenn Sie bei der Zubereitung nicht noch einen Vogel abschießen – sprich Fett zubuttern.

Klippe 5: Ihre Kollegen sind eine verfressene Bande
Gerade wenn Sie mit normalgewichtigen jungen Leuten zusammenarbeiten, kann das zum Problem werden: Junge Menschen, gerade junge Männer, haben einen beneidenswerten Stoffwechsel. Sie futtern Schokolade, Pommes, Gyros, Currywurst und Eis und bleiben dünn. Ekelhaft. Wirklich.

Ich hatte mal eine Kollegin, die jeden Tag mindestens eine Tafel Schokolade plus ein oder zwei Stückchen Kuchen zwischen den Mahlzeiten genüsslich verspeiste und bei 180 Zentimeter Größe keine 60 Kilo wog. Wie ein Storch. Und ich sah zu und wurde dicker.

Natürlich nicht alleine vom Zusehen. Denn wenn um einen herum gefuttert wird wie verrückt, isst man ungewollt und ohne es zu registrieren mehr. Das vergnügte Zulangen, die in aller Unschuld voll geladenen Teller der anderen verführen dazu, sich beim Essen ebenfalls reichlich zu bedienen.

Auch die nachmittäglichen Kuchenfeten, die unsägliche Menge an fetten Keksen, Schokoriegeln und Schokolade, die in unseren Büros verdrückt werden, können ganz schön zum Stress werden, wenn man abnehmen will. Zwei Dinge haben sich bewährt:

Etwas auf Distanz gehen: Nehmen Sie nach Möglichkeit ein bisschen Abstand. Wenn Sie auch nur im Ansatz befürchten müssen, dass Ihre Kollegen kein Verständnis für Ihren Abnehmwunsch haben (»Du bist doch okay, wie du bist«, »He, davon kriegst du doch nur schlechte Laune«), suchen Sie sich besser gleich eine medizinische Ausrede. Gallenprobleme sind zum Beispiel gut (kann keiner nachprüfen). Auch ein Magengeschwür oder ein angeblicher Darmpilz sind prima geeignet, um sich vorübergehend Luft zu verschaffen.

Doch Vorsicht: Auch wenn es verlockend erscheint, sollten Sie nicht zu tief in die Trickkiste greifen. Zaubern Sie dramatische, chronische, lebensbedrohliche Krankheiten und schwere Stoffwechselstörungen hervor, ist das nicht nur überzogen, sondern der Schuss kann ganz gemein nach hinten losgehen. Derart Kranke stehen auf dem Kündigungsglatteis, denn womöglich ist Ihre Firma der Meinung, man müsste sich auch nach und nach verschlanken – personell.

Mitstreiter suchen: Die zweite Möglichkeit – und die ist sogar mit der ersten Methode zu kombinieren – besteht darin, sich eine Kollegin oder einen Kollegen zu suchen, die/der mitmacht. Dann haben Sie in schwachen Momenten jemanden, der Sie motiviert, und außerdem kommen Sie schneller mit LOW FETT 30 zurecht, wenn zwei Leute ihr Wissen zusammenwerfen.

Mit ganz viel Glück ist der andere auch bereit, mit Ihnen gemeinsam zweimal in der Woche zum Walking zu gehen. Das macht nicht nur viel mehr Spaß, es hält einen auch bei der Stange.

Essensangebote im Büro

Hier gibt es von null bis hundert so ziemlich alles.

Büros, in denen Sie gerade mal eine Kaffeemaschine und einen Kühlschrank finden – und Kantinen, die fast an einen Gourmettempel heranreichen (zugegebenermaßen sind die sehr selten, aber es gibt sie).

Doch für jede Konstellation gibt es Möglichkeiten.

Lieferservices

Am schwierigsten ist die Versorgung in Büros, in denen alle zusammen mittags etwas beim Pizzaservice bestellen oder von der Dönerbude holen.

Hier auszuscheren ist selten möglich. Sie können aber unter Umständen korrigierend eingreifen. Regen Sie zum Beispiel an, dass man umschichtig mal Salat ins Büro mitbringt und einfach nur am Hühnchen-Bratstand frisches Hühnchen holt (essen Sie die Haut nicht mit, dann wird das Hühnchen LOW FETT 30). Es gibt auch fertig abgepackte Hühnchenfiletstreifen (Gourmetti), die prima auf den Bürosalat passen.

Da solche Arrangements aber nicht jeden Tag funktionieren, ist es wichtig, beim Pizzaservice eine entsprechende Auswahl zu treffen.

Bewährte Tricks fürs Lieferservice-Essen
Bestellen Sie Pizza immer mit extra dickem Teig und wenig Käse. Wählen Sie ausschließlich Sorten mit folgenden Belägen: Gemüse (Brokkoli, Lauch, Zwiebeln, Spinat, Peperoni, Kapern, Paprika, Mais und Champignons), gekochtem Schinken, Ananas und Scampis. Meeresfrüchte sind meist in Ölmarinaden eingelegt und somit nicht LOW FETT 30. Auch auf Thunfisch und Salami sowie Hackfleisch und Oliven sollten Sie unbedingt verzichten. Artischocken sind grenzwertig: Es gibt sie sowohl in Öl eingelegt als auch im eigenen Sud. Das müssten Sie einfach mal testen.

Vorsicht mit dem Wunsch »extra Knoblauch«. Häufig wird bei dieser Bestellung nur Knoblauchöl auf die Pizza geträufelt. Wenn der Knoblauch jedoch frisch ist, was Sie dann an den Stückchen erkennen, ist er in Ordnung – vorausgesetzt, Ihre Kollegen meutern nicht.

Und dass Sie auf die Extraportion Käse oder auf Speck verzichten sollten, versteht sich eigentlich von selbst.

Der Vorteil bei Pizzabestellungen ist, dass Sie nach Tagesform und »gusto« entscheiden können. Pizza Hawaii, Spinat mit Krabben und Vegetaria (immer mit Extrateig und wenig Käse) sind meistens LOW FETT 30. Falls Sie nicht ganz sicher sind, bestellen Sie noch eine Portion Pizzabrötchen dazu, essen Sie diese zuerst, und hören Sie mit Ihrer Pizza auf, sobald Sie satt sind.

Vorsicht bei Nudelgerichten vom Lieferservice
Zum einen ist es weit verbreitet, eine dicke Schicht Käse auf die Nudelportion zu kleistern. Zum anderen sind die Saucen – bis auf Tomatensauce – NIE LOW FETT 30.

Und überbackene Nudelgerichte, wie Cannelloni, Lasagne, überbackene Tortellini und alle sonstigen »Al-forno«-Varianten, können Sie komplett streichen. Machen Sie diese Gerichte besser nach unseren Rezepten zu Hause.

Komplett vergessen können Sie: Tacos, Nachos, gebackenes Knoblauchbaguette, Chicken Wings, Spareribs, Formaggi-Variationen und Salate wie Capricciosa, Niçoise oder Thunfischsalat.

Döner-Bude: Es gibt mittlerweile Döner mit Kalbfleisch in Fladenbrot. Wir haben das durchgerechnet, es liegt selbst mit einem Suppenlöffel Tsatsiki unter 30 % der kcal aus Fett. Lassen Sie sich viel Salat in die Döner-Tasche packen, und probieren Sie das scharfe Streugewürz aus, das viele türkische Imbissbuden anbieten.

Dass ein Kalbfleisch-Döner kein solcher »Hammer« ist, merken Sie unter anderem daran, dass der Saft, der aus dem Döner läuft, nur ganz leicht fettig ist. Die Hühnerfleisch-Döner dagegen strotzen vor Fett, Hammel beziehungsweise Lamm sowieso.

Pommesbude: Ihre Kollegen holen Fritten und Currywurst, gebackene Fleischrollen und Frickos aus der Pommesbude? Kriegen Sie einen Oscar-verdächtigen Migräneanfall, und lassen Sie sich krank schreiben – oder scheren Sie aus der Reihe aus, und holen Sie sich ein frisches Brötchen mit Schinken vom Bäcker.

Büros ohne Lieferservice

Fangen wir mit dem klassischen spartanischen Büro an. Häufig finden wir diese bei freien Berufen, bei kleinen Betrieben – also bei Steuerberatern, Anwälten, kleinen Handwerksbetrieben und Boutiquen. Dazu womöglich nur 30 Minuten Mittagspause, wenn überhaupt.

Schon mit einem Wasserkocher können Sie Ihre Ernährungssituation erheblich verbessern: Es gibt (von Unox, Maggi usw.) ein Riesenangebot an Portionssuppen und Portionsgerichten, die man einfach nur mit kochendem Wasser aufgießt und nach 5 Minuten essen kann – und die auch teilweise richtig gut schmecken. Die Nährwerteangaben stehen in aller Regel auf den Verpackungen drauf. Dazu einen Joghurt, einen Apfel, einen Müsliriegel, und Sie kommen gut durch den Tag.

Falls Sie mittags etwas Vernünftiges essen wollen, gibt es auch eine nicht zu unterschätzende Zahl an einzeln abgepackten Tiefkühlgerichten in Beuteln oder Schalen, die sich in heißem Wasser heiß machen lassen (Vorsicht: Die meisten Schalen passen nicht in den Kocher). Tiefkühlgerichte sollten Sie aber einen Tag vorher bereits aus dem Tiefkühler nehmen, sonst stehen Sie ewig am Wasserkocher.

Achten Sie beim Kauf des Wasserkochers darauf, dass die Heizstäbe nicht offen im Kocher angebracht sind. Die Geräte mit glatten Innenwänden sind zwar etwas teurer, lassen sich aber auch viel besser entkalken als die einfachen Versionen. Stellen Sie beim Heißmachen von Beuteln eine Porzellantasse in den Wasserkocher, und setzen Sie das Fertiggericht da hinein. Dann bleibt die Plastikhülle heil.

Wenn Sie Ihr »Futter« nicht so gerne herumtragen, hilft ansonsten leider nur der Gang zum Bäcker oder zur Baguetterie. Brötchen mit Putenbrust OHNE Remoulade, aber mit viel Salat schmecken zwar gut, machen auch satt, sie sind auf Dauer nur ziemlich eintönig.

Büros mit Miniküche und Mikrowelle

Schon viel besser – oft sogar besser als Arbeitsplätze mit Kantine, vor allem dann, wenn die Kollegen mitmachen. Hier können Sie Schalengerichte aufwärmen. Außerdem haben wir in unserem Rezeptteil Gerichte für Sie zusammengestellt, die Sie schon am Vorabend genießen können – und den mehr oder minder großzügigen Rest machen Sie am nächsten Tag heiß.

Auch Salate lassen sich in diesen kleinen Küchen wunderbar zubereiten, sogar mit frischem Lachs oder Hühnchenbrustfilet – geht alles. Und wenn Sie abends schon Salat machen, dann schleudern Sie einen Teil davon trocken, packen ihn in eine Frischhaltebox und nehmen ihn am nächsten Tag mit ins Büro. Gegen eine Flasche Essig und Öl, Pfeffer und Salz und eine Tube Senf oder Salatkräuter, die Sie in einer Gemeinschaftsküche deponieren, hat kaum ein Kollege etwas einzuwenden. Essen Sie aber unbedingt ein Stück Brot oder Brötchen dazu, der Salat alleine hält kaum vor.

Folienkartoffeln aus der Mikrowelle: Falls Sie gerne Kartoffeln essen, hier eine ganz einfache Zubereitungsart: Waschen Sie die Kartoffeln (klein bis mittelgroß) gründlich ab, und stechen Sie mit der Gabel rundherum ein paar Löcher hinein. Dann setzen Sie die Kartoffeln einfach auf den Glasteller der Mikrowelle, und stellen Sie das Gerät auf 600 Watt. Je nach Größe sind sie in 7 bis 10 Minuten fertig. Für die Optik können Sie die Knollen anschließend in Alufolie wickeln und zu Salat oder einem mageren Kräuterquark genießen.

Die Kantine

Zwischen Kantine und Kantine können Welten liegen. Die Ein-Mann-Schau, wo Sie nur heiße Würstchen mit Kartoffelsalat bekommen können, gibt es ebenso wie das Betriebsrestaurant mit tollem Salatbuffet, Dessertbuffet, Antipasti-Ecke, Nudel-

Ecke und mindestens drei Tellergerichten zur Auswahl. Das macht die Sache aber nicht unbedingt einfacher:

Machen Sie es sich zur Gewohnheit, die täglichen Angebote erst einmal zu besichtigen. Nicht, dass Sie sich halbherzig für ein nicht ganz so fettarmes Gericht entscheiden – und um die Ecke herum wäre ein tolles Pastagericht zu haben gewesen, das LOW FETT 30 ist.

Falls Sie mehrere Speisen erspäht haben, die geeignet sind, suchen Sie sich aus dem täglichen Angebot genau das aus, worauf Sie richtig Lust haben. Hören Sie in sich hinein, und entscheiden Sie dann. Es muss aber LOW FETT 30 sein! Wenn also das kleine Männchen im Ohr wispert, die Pommes wären doch heute genau das Richtige, braten Sie ihm eins über.

Nehmen Sie sich Zeit und Ruhe für Ihre Entscheidung. Gutes Essen ist eine wichtige Angelegenheit. Sie sollen exakt Ihre Bedürfnisse befriedigen. Greifen Sie ruhig zu, wenn Sie an einem Tag nur Appetit auf die drei LOW FETT 30-Desserts haben – die rote Grütze mit Vanillesauce, den frischen Obstsalat und den Obstkuchen ohne Sahne. Nach diesem Genuss Ihrer »ersten Wahl« werden Sie sich zehnmal besser fühlen, als wenn Sie aus falsch verstandenem Pflichtbewusstsein heraus zu magerem Braten mit Gemüse greifen, auf das Sie null Bock haben.

Denken Sie um

Suchen Sie sich zum Essen eine ruhige Ecke aus. Genießen Sie jeden Bissen. Sie DÜRFEN mit gutem Gewissen essen, denn Sie MÜSSEN essen.

Gerade die Ühus (Über hundert Kilo) neigen dazu, jeden Bissen mit schlechtem Gewissen zu essen. Viele haben das Gefühl, sie dürften gar nichts mehr zu sich nehmen, weil sie ja dicker sind als andere. Sollten Sie sich auch in dieser mentalen Falle befinden, denken Sie unbedingt um. Denken Sie an Ihr

Auto, das ohne Benzin nicht fahren kann, an Ihre Heizung, die ohne Öl, Gas oder Strom nicht wärmt – Essen ist Energie, die Sie benötigen. Sie führen mit LOW FETT 30 die RICHTIGE Energie zu: wenig Fett, gesunde (möglichst vollwertige, komplexe) Kohlenhydrate, Eiweiß. Und das ist nicht nur erlaubt, es ist notwendig, damit Sie überhaupt abnehmen können und mit guter Laune durch den Tag kommen. So müssen Sie abends auch nicht frierend und hungrig an einem Knäckebrot knabbern.

Essen Sie Ihre LOW FETT 30-Gerichte mit Genuss, mit Verstand, mit Hingabe, mit Lust – und stecken Sie das schlechte Gewissen, das in Ihnen hochzukriechen droht, in die Mülltonne.

Und falls Sie mal einen Ausrutscher hinlegen, na gut, davon geht die Welt nicht unter. Machen Sie danach einfach wieder mit LOW FETT 30 weiter. Von einem Eis zu viel hat noch kein Mensch Übergewicht bekommen. Machen Sie sich also nicht verrückt. Machen Sie sich klar, dass es sich bei LOW FETT 30 nicht um eine Diät, sondern um eine dauerhafte Umstellung Ihrer Ernährung handelt.

Ganz viele Menschen, die mit LOW FETT 30 erfolgreich abgenommen haben, bringen fettes Essen schon gar nicht mehr runter. Oder sie fühlen sich danach irgendwie elend. Es schmeckt ihnen nicht mehr, und sie fragen sich, wie sie sich jahrelang so »fettig« ernähren konnten.

Klingt komisch, oder?

Das können Sie doch auch!

Wir dürfen Ihnen nun auf den nächsten Seiten zehn Menschen vorstellen, die mit LOW FETT 30 Gewicht reduziert und vor allem viel Lebensfreude gewonnen haben.

An dieser Stelle möchten wir uns herzlich bei diesen zehn LOW FETT 30-Usern bedanken, die uns nicht nur ihre Geschichte erzählt haben, sondern sich auch bereit erklärt haben, mit ihren Fotos und ihren Namen für LOW FETT 30 einzustehen.

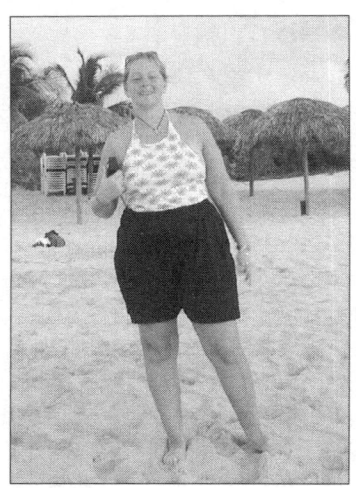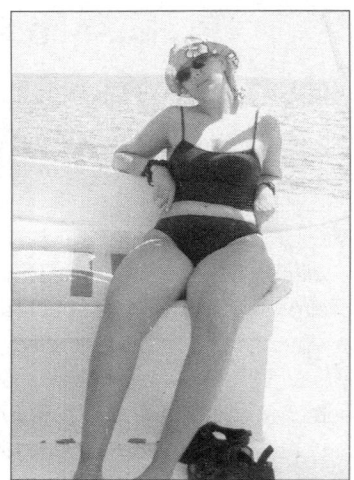

Susanne Spranz, 25436 Tornesch

Die 31-jährige, Sekretärin in einer Computerfirma, schrieb uns folgende Geschichte:

Ich war noch nie der schlanke Typ, und seit ich mit meinem Freund zusammen bin (dreieinhalb Jahre), haben wir beide kontinuierlich zugenommen. Klar, abends zusammen warm essen, später vor den Fernseher, dazu vielleicht noch ein Eis, Erdnussflips oder Ähnliches. Uns war schon bewusst, dass das vielleicht nicht so ganz das Wahre ist, aber irgendwie fehlte der Kick, daran etwas zu ändern. Immer wieder sagten wir uns: »Eigentlich müssten wir abnehmen. Eigentlich müssten wir unsere Ernährungsgewohnheiten ändern.« Aber bei dem eigentlich blieb es dann auch.

Im September 2001 machten wir Urlaub auf Kuba – all inclusive. Sprich: dreimal täglich Buffet... Danach war dann endlich die Grenze erreicht.

Nach diesem Urlaub borgte ich mir die alte Waage meiner Freundin (die ich immer noch habe), und dann traf mich fast der Schlag: 94 Kilo. Das war hart. Ich glaube, diesen Schock habe ich einfach gebraucht, um endlich aktiv zu werden. »Egal, was kommt«, entschied ich, »nächste Woche ist es weniger!« Im Büro begann ich damit, jeden Tag zwei bis drei Flaschen Wasser zu trinken, und von meiner Schwester lieh ich mir ein LOW FETT 30-Kochbuch. Das las sich ganz interessant: Abnehmen, nur durch Weglassen von Fett.

Der erste Schritt war gemacht. Der Samen gesät. Mein Freund und ich stellten Stück für Stück unsere Ernährung um.

Natürlich war das nicht immer so einfach. Ich musste auf meine geliebte Remoulade verzichten. Eindeutig zu viel Fett. Dafür gab es aber auf einmal ganz viele Leckereien, und das Abnehmen ging wie von selbst. Bis Weihnachten hatte ich 6 Kilo abgenommen. Und ich rettete diese Abnahme über die Feiertage! Jetzt, im August 2002, habe ich 13 Kilo geschafft. Mein Ziel bis Oktober sind noch weitere 2 Kilo, dann hätte ich mein erstes Zwischenziel, 15 Kilo in einem Jahr, geschafft.

Weitere 10 Kilo sollen nach und nach folgen, damit ich mein Wunschgewicht von 69 Kilo (bei 1,75 m Größe) erreiche.

So setze ich LOW FETT 30 an einem normalen Arbeitstag um:

Morgens frühstücke ich zwei Scheiben Weißbrot (ich weiß, Schwarzbrot wäre besser, das kriege ich aber morgens nicht runter), eine Scheibe mit Salat und Lachsschinken (ohne Margarine natürlich, aber das fiel mir nicht sehr schwer), die andere ganz dünn mit Nutella bestrichen. Ich bin einfach eine totale Naschkatze.

Mittags im Büro esse ich dann eine Scheibe Schwarzbrot, meist mit Lachsschinken oder Geflügelaufschnitt, dazu Gurke, Salz und Pfeffer. Lecker. Zwischendurch – gerade wenn es stressig ist – gönne ich mir einen Super-Dickmanns oder einen Müsliriegel, wobei es auch schon mal vier bis sechs Super-Dickmanns über den Tag verteilt werden können.

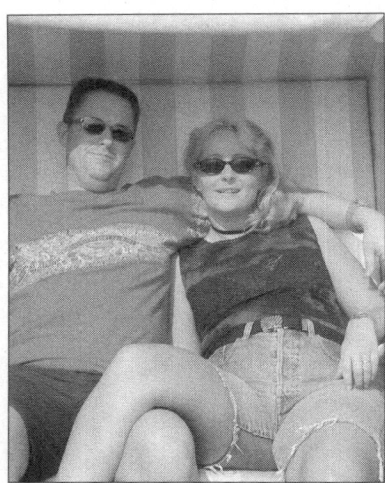 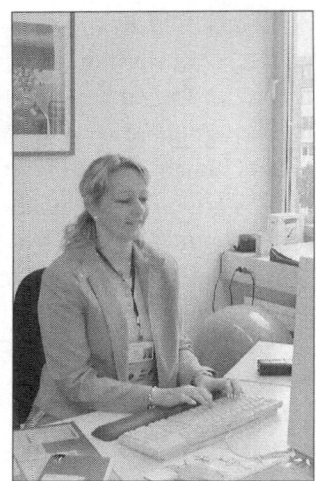

Abends kochen wir uns dann leckere LOW FETT 30-Gerichte: Eines meiner Lieblingsrezepte sind fettarme Backofen-Pommes (auf Cross&Frites-Papier, dann kommt noch mehr Fett raus), dazu marinierte Putenfilets (gibt es sehr gut tiefgefroren von Lidl). Ketchup dazu. Fertig. Und superlecker.

Wenn im Büro mal einer einen ausgibt, nehme ich mir entweder einen Super-Dickmanns oder ein kleines Stück Kuchen. Salzstangen sind auch okay.

Ein interessanter (und teilweise nicht ganz einfacher) Nebeneffekt bei LOW FETT 30 ist, dass ich alles Fettige, das ich früher so geliebt habe, heute nicht mehr runterbekomme. Wenn ich mich doch dazu hinreißen lasse, geht es mir danach meist den Rest des Tages nicht ganz so gut (besonders bei Erdnussflips, Hamburgern oder Ähnlichem).

Was Sport anbelangt, bin ich eher ein ruhiger Typ: Zweimal pro Woche gehe ich reiten, einmal pro Woche mit meinem Freund zum Tanzen. In den Sommermonaten ziehen wir beide abends oft noch mit den Inlinern los. Zwischendurch fahre ich auch ganz gerne mal Fahrrad. Das ist dann auch schon alles.

Eigene Rezeptideen kann ich zu diesem Buch nicht beisteuern. Ich kann nur den »Schnellen Bienenstich« aus dem Familienkochbuch empfehlen, wobei ich die Kokosflocken aus dem Rezept gegen Kirschen oder Mandarinen austausche. Die verteile ich vor dem Backen auf dem Teig.

Auch »Günthers liebster Käsekuchen« aus dem Buch »Wie koche ich meinen Mann schlank« ist zu einem unserer Favoriten geworden.

Abends lieben wir einfache und schnelle Gerichte: Wir kaufen nur noch LOW FETT 30-Sachen ein und kombinieren sie dann nach Lust und Laune. Bei Reispfannen habe ich mittlerweile gut den Bogen raus: Einfach nur das magere Fleisch anbraten, Asia-Gemüse dazu, Reis drüber und mit Sojasauce abschmecken. Wirklich total einfach und lecker. Alternativ kann man das Ganze auch statt mit Reis mit fertigen Bratkartoffeln machen. Richtig gelesen: Es gibt auch LOW FETT 30-Bratkartoffeln fertig zu kaufen, man muss nur gucken! Das schmeckt dann aber mit normalem Gemüse besser.

Man kann also wirklich nicht sagen, dass wir irgendwie schlecht leben oder mein armer Mann verhungern müsste. Ganz im Gegenteil, wir essen gut, werden satt, können Kuchen essen und sogar zwischendurch in Maßen naschen. Das ist doch was, oder?

Stopp, ein Rezept kann ich doch noch sehr empfehlen: Einfach Kartoffeln schälen und in Viertel (oder noch kleiner) schneiden und auf einem Backblech auslegen. Dann frische Karotten schälen und auf etwa gleiche Größe schneiden und zu den Kartoffeln geben. Das Ganze mit einer Mischung aus Öl und Wasser bepinseln und mit Pommesgewürz bestreuen. Bei 200 °C im Umluftherd ungefähr 45 bis 60 Minuten backen, bis die Kartoffeln schön kross sind. Lecker! Unbedingt ausprobieren.

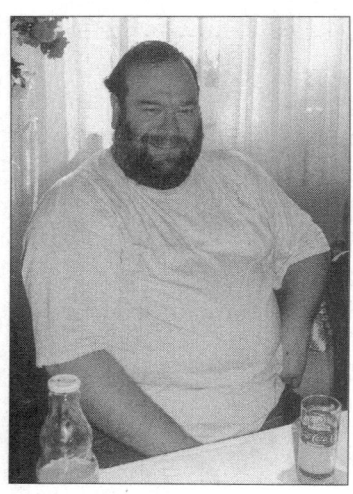 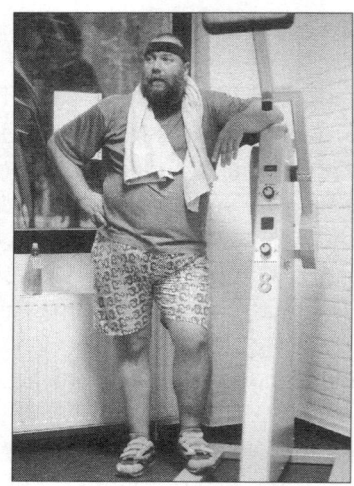

Klaus-Dieter Heidmann, 41812 Erkelenz

Ab 40 lebst du vernünftig – das war der feste Vorsatz des Versicherungskaufmanns. Und mit 41 startete er dann durch. Sein Gewicht damals: 146 Kilo. Sein Cholesterinspiegel: über 300. Sein Gewicht heute: 136 Kilo – und das Cholesterin unter 200. Wobei Klaus-Dieter Heidmann erst seit wenigen Wochen LOW FETT 30 macht.

Sein Vernünftig-Programm begann er mit Sport: Ausdauertraining im Studio, das er sukzessive steigerte, bis er je 30 Minuten Rudern, Laufband und Rad fahren durchhalten konnte. Mittlerweile baut er Bewegung insgesamt mehr in sein Leben ein: Mit dem Fahrrad zur Bahn und abends wieder zurück, die vier Stockwerke in sein Büro zu Fuß, und seit einiger Zeit nimmt er das neue Angebot seines Fitnessstudios wahr: Ergoline-Circuit, ein neun Stationen umfassendes Muskelaufbautraining für Arme, Bauch und Beine.

Die LOW FETT 30-Küche beginnt er jetzt nach und nach umzusetzen – nicht zuletzt deshalb, weil seine Fitnesstrainerin sich auch schon mal die Mühe macht, für alle Teilnehmer des Kurses LOW FETT 30-Kuchen zu backen. Für den engagierten Hobbykoch bedeutet LOW FETT 30, die Lieblingsrezepte nach und nach zu »entschärfen«, was ihm aber gut gelingt. Zum Glück zieht die ganze Familie mit, auch wenn sie es von der Figur her betrachtet nicht nötig hat. Seine Frau – schlank, sportlich – geht mit Rechenschieber einkaufen, die Kinder, 16 und 17 Jahre alt, mögen das Essen, und auch seine Mutter macht mit.

Rückhalt geben ihm auch seine Kollegen. Die keksfutternde Fraktion, die keine Bürofete ausließ, hat die gemeinschaftlichen Feiern auf einmal im Quartal begrenzt und unterstützt ihn nach Kräften.

Begeistert ist Klaus-Dieter Heidmann von der neuen Kantine: Der vorherige Betreiber konnte nur noch mit Friteusen kochen – jetzt gibt es eine reichliche Auswahl an Salaten und leichten Menüs, und sogar das Gemüse wird unterschieden in »mit Fett« und »ohne Fett«. Ein toller Service, von dem er gerne Gebrauch macht.

Angesichts der großen Zahl nutzloser Lebensmittel-Deklarationen votiert er kräftig für eine Kennzeichnung mit dem GO-FETT-30-Label. Das wäre endlich mal einfach. Und sinnvoll dazu. Und für alle gesünder. Bis sich das Label durchgesetzt hat, hilft eben nur rechnen und Nährwerte aus den zahlreichen LOW FETT 30-Büchern rausschreiben, damit es beim Einkaufen leichter ist.

Bis er 50 ist, will er unter 100 Kilo landen. Wir sind sicher, er schafft es früher. Und dass LOW FETT 30 für ihn eine dauerhafte Lösung ist, davon ist er selbst mehr als überzeugt: selbst gemachte Pizza, Nudeln in allen Variationen, Fleisch und Söß-chen, auch mal ein Stück Kuchen – da bleiben keine Wünsche offen. Der Jojo-Effekt, wie er ihn bei Trinkkuren und anderen Diäten erlebt hat, wird jetzt ausbleiben. Dafür schmeckt ihm die LOW FETT 30-Küche einfach viel zu gut.

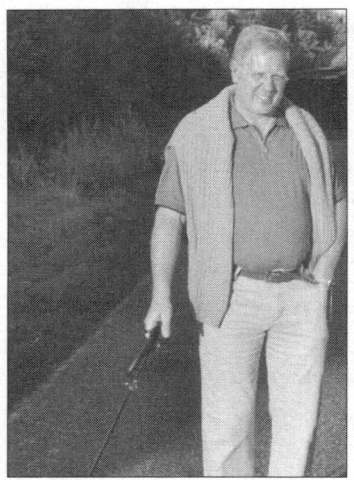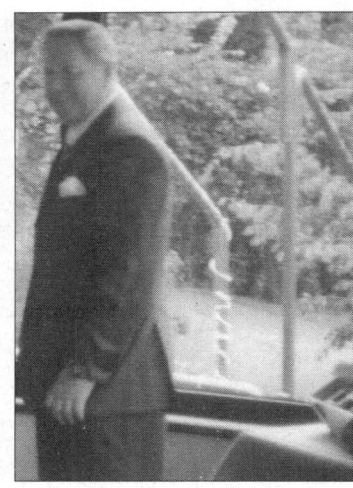

Udo Peltzer, 41189 Mönchengladbach

Der 54-jährige Kaufmann hat einen Vertrieb für Sandstrahlmittel. Das bedeutet einerseits Innendienst, andererseits aber auch viel mit dem Auto unterwegs zu sein, längst nicht nur in Deutschland. Gerade die Benelux-Länder mit ihrer überwiegend fetten Küche (Pommes und andere frittierte Gerichte) machen die Ernährung unterwegs nicht gerade einfach für ihn.

Als er im September 2001 schließlich 111 Kilogramm erreicht hatte, war für ihn der Punkt gekommen, etwas zu unternehmen. Der Liebhaber deftiger Küche – Saucen sind seine Leidenschaft – legte gleich drei Schwerpunkte, um seinem Bauch zu Leibe zu rücken:

• Deutlich mehr Bewegung.

• Kein Bier mehr, und auch den sonstigen Alkohol auf ein Minimum begrenzen.

• Fettarme Ernährung.

Diese Umstellung nach dem Bilderbuch brachte natürlich jede Menge Klippen mit sich. Er verordnete sich morgendliches Radfahren auf dem Heimtrainer. Täglich 30 Minuten den inneren Schweinehund zu besiegen, ist wirklich eine Leistung. Dazu begann er, auch am Wochenende regelmäßig Fahrrad zu fahren, und ließ das Schwimmen wieder aufleben. Heute sagt er: »Ohne Bewegung geht es bei mir nicht. Und wenn ich mal über die Stränge schlage, dann lege ich einfach beim Bewegungsprogramm noch ein bisschen nach.«

Die Kumpels haben es ihm auch nicht gerade leicht gemacht: kein Bier, und das im Rheinland. Nur ein oder zwei Gläser Wein. Heute trinkt er vor allen Dingen Mineralwasser. »Flaschenweise«, sagt er, auch gegen den Widerstand der Freunde, die natürlich ihren gesamten Charme einsetzten, um ihn wieder auf den »rheinischen Pfad der Tugend«, die fröhlichen Runden mit reichlich Alkohol, zurückzubringen.

»Lustig bin ich auch ohne Alkohol«, erwidert er – und bleibt hart. Seiner Frau gefällt's, sie unterstützt ihn sehr, indem sie auch LOW FETT 30-Gerichte kocht, konsequent fettarm einkauft – und Körnerbrot selbst backt.

Heute, rund ein Jahr später, wiegt er 95 Kilo bei 184 Zentimeter Körpergröße.

Auf 90 Kilo runterzukommen, wäre seine Idealvorstellung: »93 sind auch okay – aber 90 wären einfach toll.«

Sein Tipp: Vor allen Dingen bewegen. Ohne Bewegung geht bei ihm gar nichts. Vor dem Essen trinkt er unterstützend zwei Gläser Sprudel, und als Vorspeise gibt es immer einen Salat.

Auf seinen zahlreichen Geschäftsreisen zieht er italienische Restaurants vor: Pasta mit fettarmen Saucen und leckere Salate sind heute genau nach seinem Geschmack.

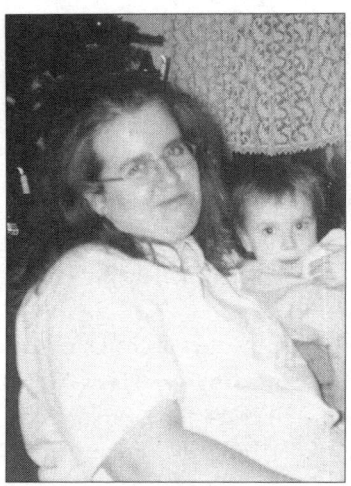 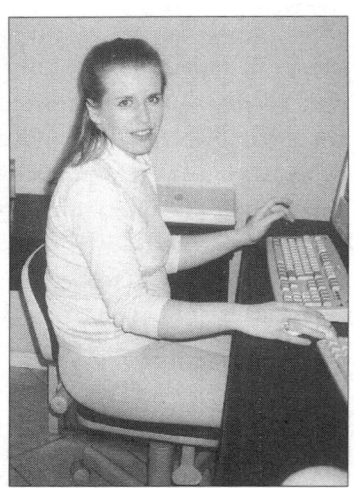

Dani Madeo, 50127 Bergheim

Sie gehört zu unseren besonders erfolgreichen Abnehmerinnen. Die heute 24-jährige freiberufliche Webdesignerin und Mutter der 5-jährigen Laura wog noch im Mai 2000 107,5 Kilogramm. Heute bringt sie nur noch 67 Kilo auf die Waage. 40,5 Kilo sind weg. Das entspricht 162 Stück Markenbutter. Eine unglaubliche Menge.

Das Gewicht hatte sie sich peu à peu angefuttert, und die Schwangerschaft gab ihrer Figur dann noch den Rest. Mit Abnehmaktionen oder kurzfristigen Diäten war da nichts zu machen, das war Dani klar.

Die Gründe für ihr Übergewicht mussten weg. Sie begann eine Therapie. Im Gespräch mit der Psychologin wurde schnell klar, dass ihr Übergewicht vor allem eine Schutzfunktion hatte: nichts an sich heranzulassen – einfach einen Wall aufzubauen.

Dann machte es klick.

Sie trennte sich von ihrem Mann – und nahm Abstand von ihrer Familie, deren Reaktionen sie als ausgesprochen ungerecht erlebte. Statt des erwarteten Rückhalts gab es auch hier keine Unterstützung.

Trotz Kind und der Problematik, immer schnell etwas auf den Tisch zaubern zu müssen, gelang es ihr zu lernen, zwischen »körperlich satt« und »emotional satt« zu unterscheiden.

Während sie früher wahllos alles in sich hineinfutterte, wenn der Druck von außen zu groß wurde, begann sie nun, wählerisch und bewusst ihre Gerichte nach LOW FETT 30-Kriterien auszuwählen.

Nudeln gehören zu ihren Leibgerichten, ebenso Fleisch, vor allem Geflügel und Pizza mit wenig Käse, die sie selbst macht, um nicht durch eine falsch verstandene Bestellung zu viel Fett zu sich zu nehmen.

An Süßigkeiten kommt sie allerdings nur vorbei, wenn sie definitiv keine im Haus hat. Da fehlt ihr nach wie vor die Bremse. Aber da sie sich die Einstellung »Darf ich nicht« konsequent abgewöhnt hat, nimmt sie eben gelegentliche kleine Orgien in Kauf. »Das ist besser, als mit Verzicht einen Riesendruck aufzubauen und dann umso hemmungsloser zuzuschlagen.«

Sich konsequent mehr zu bewegen, wäre für Dani, das sieht sie selbst so, natürlich noch besser. »Aber alleine Sport zu machen, finde ich total doof«, sagt sie, obwohl sie eigentlich am liebsten mit dem Reiten anfangen würde. So bleibt es eben vor allem bei gelegentlichem Schwimmen.

Auf die Frage nach einem besonderen Tipp, den sie aus ihrer Erfahrung beisteuern könnte, meinte sie, dass es ihr auch sehr hilft, heute häufiger einkaufen zu gehen als früher: »Ich esse mittlerweile viel mehr frische Sachen, also Obst und Gemüse, und da ich viel selbst koche, sind frische Lebensmittel eben auch wirklich wichtig. Und das Hamstern, wie ich es früher gemacht habe, ist dann natürlich auch nicht mehr nötig.«

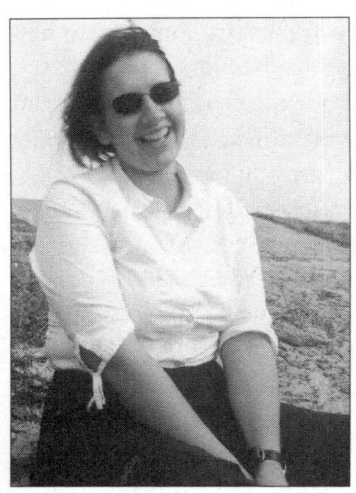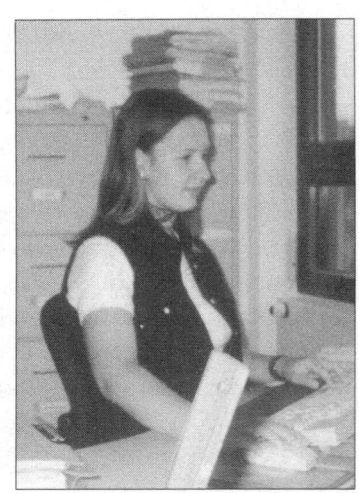

Julika Plöger, 24238 Martensrade

Mit 20 Jahren gehört Julika zu den jüngsten LOW FETT 30-Vorreitern in diesem Buch. Die gelernte Rechtsanwalts- und Notarfachangestellte hat nicht nur in fünf Monaten ihr Gewicht von 69 auf 62 Kilo gebracht, sondern auch beruflich startet sie derzeit voll durch. Auf dem zweiten Bildungsweg holt sie ihr Fachabitur nach, und um das finanzieren zu können, jobbt sie nebenbei noch an drei festen Tagen in der Gastronomie.

Noch im Frühjahr saß sie zusammen mit ihrer Kollegin Verena Heiland in einem Büro, und wie in vielen Büros üblich: Man naschte und futterte sich so durch den Tag. Hier ein Kekschen, dort ein Stückchen Schokolade oder Kuchen – sitzen macht gefräßig.

Als ihre Kollegin Verena mit dem ersten LOW FETT 30-Buch ankam, beschlossen die beiden: Jetzt geht's los. An die motivierende Wirkung des Romans »Echt süß« kann sie sich auch noch gut erinnern. Sie besorgte sich unser Taschenbuch

»Essen macht Spaß«, und beide begannen, konsequent ihre Ernährung umzustellen.

Sie bestellten sich ergänzend noch ein paar andere LOW FETT 30-Bücher, und jeder las, was er in die Finger bekommen konnte. »Jeder entdeckte andere Infos und Feinheiten, sodass wir beide uns richtig ins Abnehmfieber gestürzt haben«, erinnert sich Julika an die Anfangsphasen.

»Wir machten gemeinsam Wochenpläne, probierten neue Rezepte aus und sorgten auch bei unserer Büroverpflegung gemeinsam für Abwechslung.«

Lediglich Einladungen und größere Bürofeten waren nach wie vor problematisch.

Auch als überzeugte Vegetarierinnen machte der Umstieg keine Probleme: Kartoffeln mit Quark, leckere Brotaufstriche auf Gemüsebasis, Buttermilch-Waffeln und Muffins konnten die beiden auch gut fertig ins Büro mitbringen. Und mit einem LOW FETT 30-Buch über schnelle Gerichte waren auch die Abende gerettet.

»Gemeinsam die Ernährung umzustellen, ist schon eine unglaubliche Erleichterung«, sagt Julika Plöger. Mittlerweile gehen die beiden auch gemeinsam zweimal in der Woche zum Joggen.

Der Sport kommt trotz des ausgefüllten Stundenplanes nicht zu kurz: Jeden zweiten Tag geht Julika reiten, macht einmal in der Woche Step-Aerobic und ein weiteres Mal pro Woche spielt sie Volleyball.

Dass die Super-Dickmanns LOW FETT 30 sind, findet Julika besonders gut. »Aber das Beste war einfach, dass wir gemeinsam gestartet sind und uns so gegenseitig motiviert und teilweise sogar regelrecht ›heiß‹ gemacht haben.«

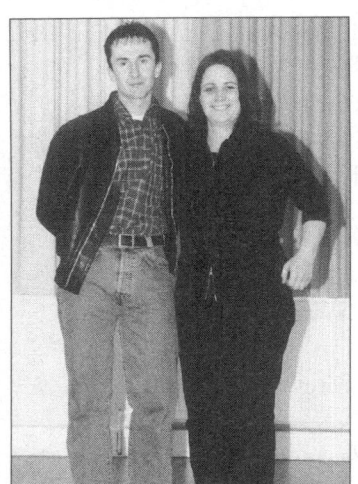 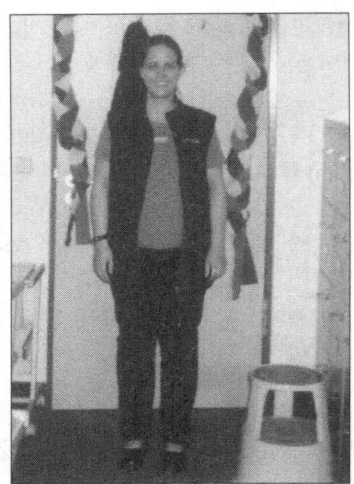

Verena Heiland, 24211 Preetz

Im April 2002: Verena wog zu diesem Zeitpunkt 84,5 Kilo und wollte nur eines: runter mit dem Gewicht. Sie hatte zwar schon vor einigen Jahren die Bücher von Suzan Powter gelesen, aber der Funke war damals ebenso wenig übergesprungen wie beim Roman »Echt süß«. Als ihr dann ein LOW FETT 30-Kochbuch mit praktischen Tipps in die Hände fiel, war es so weit. Die 29-jährige Anwaltsgehilfin begeisterte ihre Kollegin Julika Plöger und machte in ihrer Küche dann Tabula rasa: Was nicht LOW FETT 30 war, flog rigoros raus und wurde durch geeignete Produkte ersetzt. »Essen ist nicht verboten, du machst keine Diät«, sagte sie sich, obwohl sie darauf achtet, die Gesamtkalorienzahl nicht aus dem Auge zu verlieren, weil die Satt-Botschaft bei ihr einfach noch nicht richtig funktionierte.

Schon nach wenigen Monaten war sie auf 74 Kilo, obwohl ihr ein Urlaub ruck, zuck wieder 4 Kilo bescherte.

»Die gehen auch wieder weg«, sagt sie, »denn LOW FETT 30 mache ich einfach dauerhaft.«

Unsere Internet-Seiten sind für Verena zur Web-Heimat geworden: Hier holt sie sich immer neue Infos und tauscht sich mit Gleichgesinnten aus.

Auch sie ist sich sicher, dass die gegenseitige Motivation ein großer Vorteil war. Statt des üblichen »Bürofutters« macht sie sich heute jeden Tag einen Teller mit Gemüse und Obst zurecht, damit der Wunsch nach Nervennahrung nicht mangels geeigneter Lebensmittel zur Falle wird.

Dreimal pro Woche geht sie mit ihrem Mann joggen (auch wenn sie hinterherhechelt), zweimal fahren die beiden gemeinsam Fahrrad und die Inliner kommen einmal pro Woche zum Einsatz. Obwohl ihr Partner dünn ist, macht er beim Sport und bei der fettarmen Küche gerne mit. Ob es nun eine leckere Schnitzel-Reis-Pfanne gibt oder Putenschnitzel mit Bohnen, Knödeln (von Aldi) und fettfreier Sauce, ist egal: Hauptsache deftig. Allerdings haben auch bei ihr die Super-Dickmanns Einzug gehalten, als »Klatschbrötchen«, womit ein Brötchen gemeint ist, auf dessen untere Hälfte ein Super-Dickmanns gelegt wird, um die obere Hälfte dann – »klatsch« – draufzuklappen.

Witzig findet sie, dass ihr Partner die LOW FETT 30-SCHIPPS lieber mag als normale Chips. »Es ist natürlich auch einfacher, wenn man nicht etwa verzichten muss, sondern – ganz im Gegenteil – neue Geschmackserlebnisse hinzugewinnt.«

Dass Abnehmerfolg nicht ohne Folgen für die Umgebung bleibt, hat sie auch erlebt: Mutter, Schwester, Onkel und Tante sowie Julikas Schwägerin sind mittlerweile ebenfalls mit LOW FETT 30 zu Gange. Es ist einfach ansteckend, weil es so einfach ist und dazu auch noch funktioniert.

LOW FETT 30 ist für Verena ein Dauerzustand, dessen ist sie sich sicher: »Irgendwie schmeckt man einfach mehr, wenn man nicht alles mit Fett zukleistert. Und das viele Gemüse, roh oder frisch gekocht, tut unheimlich gut. Ich wäre ja blöd, wenn ich darauf verzichten würde.«

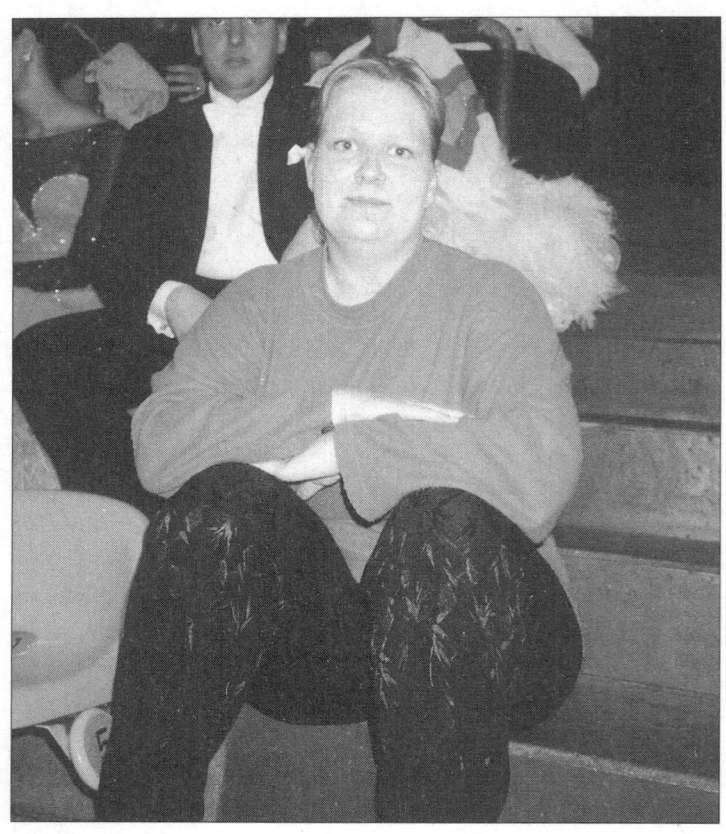

Katrin Schoenberg, 63225 Langen

Die 25-jährige hat schon bei unserem Buch »Essen macht Spaß« mitgemacht. Bei 164 Zentimeter Größe war ihr Ausgangsgewicht von 94 Kilogramm Gewicht am 20. März 2000 für sie selbst deutlich außerhalb des akzeptablen Bereichs.

Die Aussicht auf einen neuen Job – und den damit verbundenen neuen Möglichkeiten – sorgten für Aufwind auf der ganzen Linie. »Das Jahr 2000 war mein Jahr der Veränderungen«, sagt die IT-Einkäuferin rückblickend.

Schon im Frühjahr 2001 hatte sie 22 Kilo weniger, ein Gewicht, das sie mit LOW FETT 30 bis heute gehalten hat.

Auch ihre Mutter hat 12 Kilo mit LOW FETT 30 abgenommen, und von ihr erhielt Katrin eigentlich die einzige echte Unterstützung von außen. Auch wenn sie von Freunden nicht direkt boykottiert wurde, Motivation bekam sie aus dieser Ecke nicht: »Das schaffst du ja doch nicht« oder »Na ja, auf eine Diät mehr oder weniger kommt es bei dir auch nicht an«, waren typische Killerphrasen, die sie zu hören bekam. Ihre ehemalige Chefin schien ihr den Abnehmerfolg sogar regelrecht zu neiden. »Mit dem neuen Job war dieser Druck dann auch weg«, erinnert sie sich.

Heute arbeitet sie im IT-Bereich einer Bank, die über eine große Kantine verfügt. »Das macht es auch nicht immer leichter«, ist Katrins Auffassung, denn was in Kantinen an »leichter Kost« angeboten wird, ist oft alles andere als leicht.

Bei den Diätwochen, die der Betreiber des Betriebsrestaurants unter dem Markennamen einer Frauenzeitschrift anbot, platzte ihr dann der Kragen: »Das waren zwar kleine Portionen, aber viel zu fett.« Sie beschwerte sich – und tut das immer noch, wenn das Angebot langweilig, zu fett oder schlicht und ergreifend nicht frisch genug ist. »Es ist doch kein Zustand, dass übrig gebliebener Salat am nächsten Tag einfach nur umgerührt wird, damit die Optik stimmt. Als ob man nicht schmecken würde, wenn das Grünzeug alt und schlapp ist.«

Von der Idee, sich mehr zu bewegen, war sie anfangs nicht so richtig begeistert. Heute dagegen fährt sie, wenn es das Wetter zulässt, zweimal pro Woche mit dem Rad zur Bank. Das sind 20 Kilometer einfache Strecke, eine tolle Leistung. »Wobei ich manchmal für eine Strecke die S-Bahn nehme, und nur einmal die 20 Kilometer am Tag fahre.«

Und während sie im ersten Jahr noch zum Walking und Fahrrad fahren ging, ist sie mittlerweile Mitglied eines Fitness-

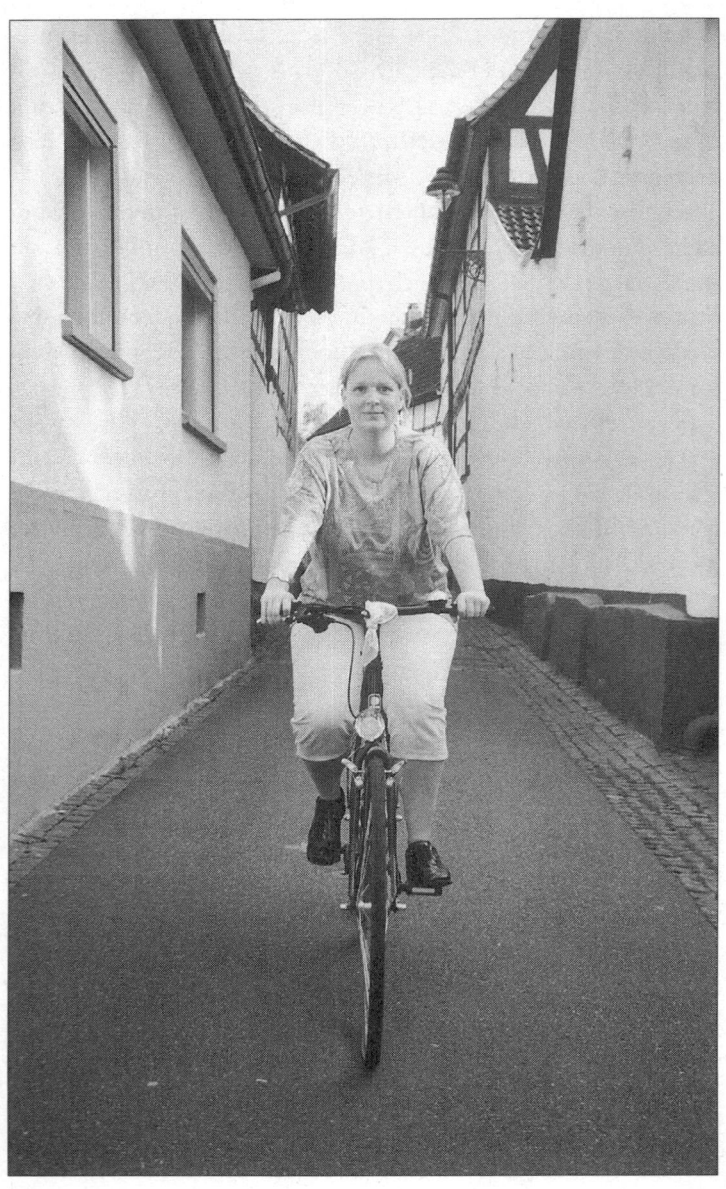

studios. Cardio-Spinning (mit Pulsuhr) und der Cross-Trainer sind ihre Lieblingsdisziplinen, obwohl es ihr eigentlich noch mehr Spaß macht, sich an der frischen Luft zu bewegen. In den dunklen Jahreszeiten ist das natürlich für Berufstätige nur sehr eingeschränkt möglich.

Zu ihren Lieblingsgerichten gehören Nudelaufläufe und Leckerchen wie Milchreis oder Grießbrei. Im Sommer isst sie gerne Salat, der ihr im Winter einfach nicht richtig schmeckt. Ihre frühere Schokogier ist heute besiegt. Sie isst zwar nach wie vor gerne mal was Süßes, aber eine Tafel Schokolade im Stehen zu verdrücken, das ist nun wirklich Vergangenheit.

LOW FETT 30 ist für Katrin zur normalen Ernährungsweise geworden. Andere Sachen kommen ihr kaum auf den Teller. Einerseits, weil es ihr nicht mehr schmeckt, andererseits auch einfach, weil sie merkt, dass ihr fettes Essen nicht mehr bekommt.

Ihr Tipp für alle Berufstätige: Die Termine für die Bewegung als feste Termine in den Kalender eintragen. Sie müssen die gleiche Priorität bekommen wie geschäftliche Termine. Die privaten Treffen, das ist Katrins Auffassung, kann man dann gut darum herum planen.

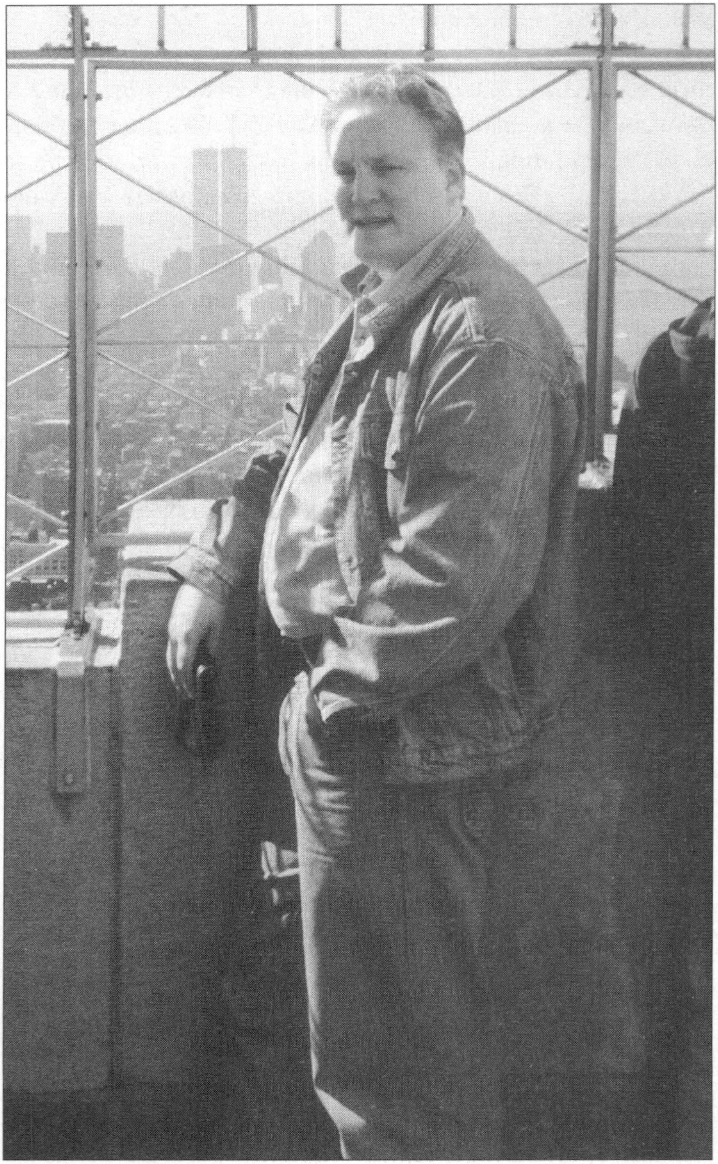

Ingo Ohmen, 41564 Kaarst

Der 32-jährige rührige Vertriebsmann wurde durch seinen Bruder Udo Ohmen (dieser hat bei unserem Buch »Essen macht Spaß« schon mitgemacht) auf LOW FETT 30 aufmerksam.

Als er das erste Seminar bei uns besuchte, war er mehr als skeptisch: Ernährungsumstellung im Außendienst? Wie sollte DAS denn gehen?

Von Montag bis Mittwoch unterwegs, Hotels, Autofahrten, viele Übernachtungen, Restaurants und Kantinen plus diverse Essen mit Kunden – keine Chance.

Na ja. Fast keine.

Mit 107 Kilo Lebendgewicht zählte er uns angesichts des Seminars die Klippen, Haken und Ösen auf – heute hat er fast alle Freunde und Kollegen mit LOW FETT 30 angesteckt.

Es geht schon, wenn man es will, das ist das Credo von Ingo Ohmen, der seinen persönlichen Weg gefunden hat: Beim Frühstück in Hotels versucht er, sich möglichst vollwertig zu ernähren. Vollkornbrot, Müsli, Quark, magere Joghurts und Obst. Um das reichhaltige Angebot an Eiern in jeder Form (samt Würstchen und gebratenem Speck) macht er einen Bogen. Statt frittierter Beilagen (Kroketten, Pommes usw.) oder Sahnekartoffeln wählt er Salzkartoffeln und Gemüse. Abends zieht er frisches Obst den reichhaltigen Braten und Sahnesaucen vor. Wasser hat er immer dabei, wenn er unterwegs ist, und davon trinkt er auch reichlich, wenn er in Besprechungen sitzt, essen geht oder seine Abende im Hotel verbringt. Auch chinesische Küche ist für ihn eine Alternative – dann natürlich nicht die gebackene Ente oder der frittierte Fisch, sondern eben leichte Varianten: Hühnchen, Rindfleisch und vegetarische Angebote. Wenn mal tagsüber alle Stricke reißen, steuert er die Döner-Bude an: Kalbfleisch-Döner ist ja schließlich auch LOW FETT 30.

Auch Sport macht er regelmäßig. Viermal pro Woche geht er

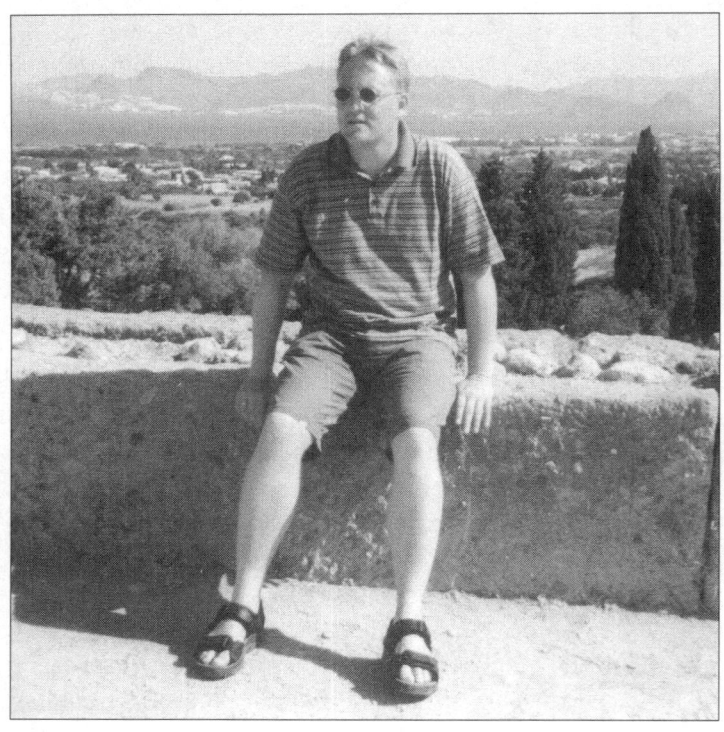

zum Laufen. Und wenn das Hotel ein Schwimmbad und eine Sauna hat, macht er Gebrauch davon. Nicht so sein Ding sind Fitnessstudios. Zu eintönig und langweilig dazu. Ganz abgesehen davon, dass es sich nicht rechnet, wenn man so viel unterwegs ist.

LOW FETT 30 ist für Ingo Ohmen zur Lebenseinstellung geworden. Kurzfristige Erfolge wie mit Crash-Diäten hatte er mit LOW FETT 30 auch. Aber der Jojo-Effekt, der jeder Diät folgte, blieb aus.

Was ihn immer wieder ärgert, sind Angebote in Restaurants oder Hotels, die »Gesundheit« suggerieren, sich aber dann als

Mogelpackungen herausstellen: Fitnessteller, die zwar mit einer Vielzahl von Salatsorten glänzen, aber mit Sahnesauce angemacht sind (von den in Fett gebratenen Putenstreifen einmal ganz abgesehen) oder gegrillte Steaks, die mit einem großen Stück Kräuterbutter serviert werden. Auch die Unwissenheit vieler Restaurantkräfte ärgert ihn: Wenn die Speisen schon nicht deklariert werden müssen, sollte zumindest das Personal in Restaurants wissen, ob der Kräuterquark mit Magerquark oder saurer Sahne angeboten wird und ob ein Joghurtdressing wirklich aus Joghurt oder doch nicht etwa mit Mayonnaise gemacht worden ist.

Seine Konsequenz hat sich gelohnt: Er wiegt nur noch 82 Kilogramm, ist fit und leistungsfähig und unheimlich »gut drauf«.

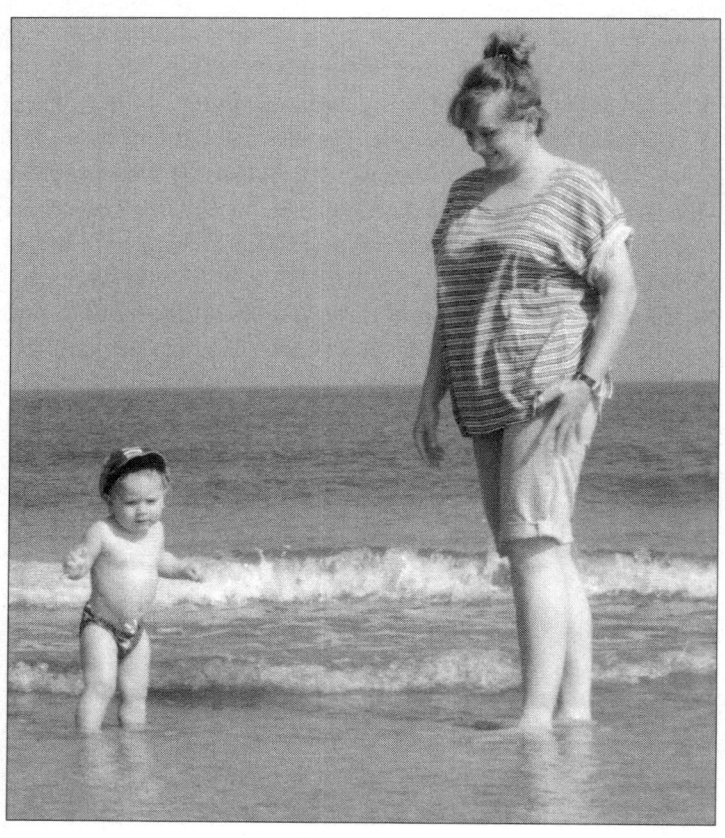

Claudia Kuhlen, 41239 Mönchengladbach

Bei 172 Zentimeter Größe sind 77 Kilo noch kein Drama – aber wenn man sich nicht wohl fühlt, dann ist es Zeit, etwas zu ändern. Das hatte Claudia Kuhlen schon auf verschiedenste Arten versucht: Diät halten, sich einschränken… Und weil das so frustrierend war, machte sie irgendwann nur noch viel Sport (den sie natürlich auch heute noch betreibt: Yoga, Laufen und so viel wie möglich mit dem Fahrrad erledigen). So viel Bewegung brachte ihr zwar Fitness, aber keine Gewichtsabnahme.

In einer Buchhandlung wurde sie dann fündig: Unser Buch »Steig ein« war rasch gekauft, schnell gelesen – und irgendwie machte es »klick« bei Claudia Kuhlen. Keine Diät – die Ernährung umstellen. Das fand sie einleuchtend. Und stellte sich um. Die Mutter von zwei Kindern (heute fünf und sieben Jahre alt) machte sich die Mühe und kochte in zwei Versionen: die Kinder-und-Ehemann-Version normal und, ein bisschen verändert, für sich das Ganze in einer LOW FETT 30-Version.

Eine kleine Teflonpfanne wurde zu einem der am häufigsten benutzten Küchenutensilien. Anfangs misstraute sie dem Ding, weil sie nicht wusste, ob man wirklich fettfrei braten kann: Fleisch, Fisch und Pfannkuchen. Man kann!

Da Claudia im Familienbetrieb, einer Gärtnerei mit Blumengeschäft, vormittags mitarbeitet (und nachmittags den Bürokram erledigt), bleibt für großartige Menüplanungen keine Zeit: Es muss schnell gehen, den Kindern schmecken, ihr selbst auch – nur LOW FETT 30 soll es sein.

Ungewöhnlich ist, dass sich Claudia in der gesamten Zeit ihres Abnehmens nicht auf die Waage stellte. Sie wollte keinen Stress und dachte sich, wenn sie abnehmen würde, würde sie das schon merken. Als dann nach acht Monaten – sie kam gerade vom Urlaub zurück – ihre Mutter meinte, sie wäre ganz schön dünn geworden, »waagte« sie es: 65 Kilo. Idealgewicht. Ohne nervenzerfetzende Diät!

»LOW FETT 30 hat sich einfach in meinen Haushalt eingeschlichen«, berichtet sie verschmitzt, »und mittlerweile koche ich für die ganze Familie so. Schmeckt ja viel besser. Und backen tu ich auch wieder.«

Von Letzterem ist ihr Mann besonders begeistert, der manchmal immer noch nicht glauben mag, dass er von einem so leckeren Kuchen essen darf – ohne ein schlechtes Gewissen.

Er wundert sich überhaupt oft, dass die Gerichte so lecker schmecken. Wo Fett doch ein Geschmacksträger sein soll.

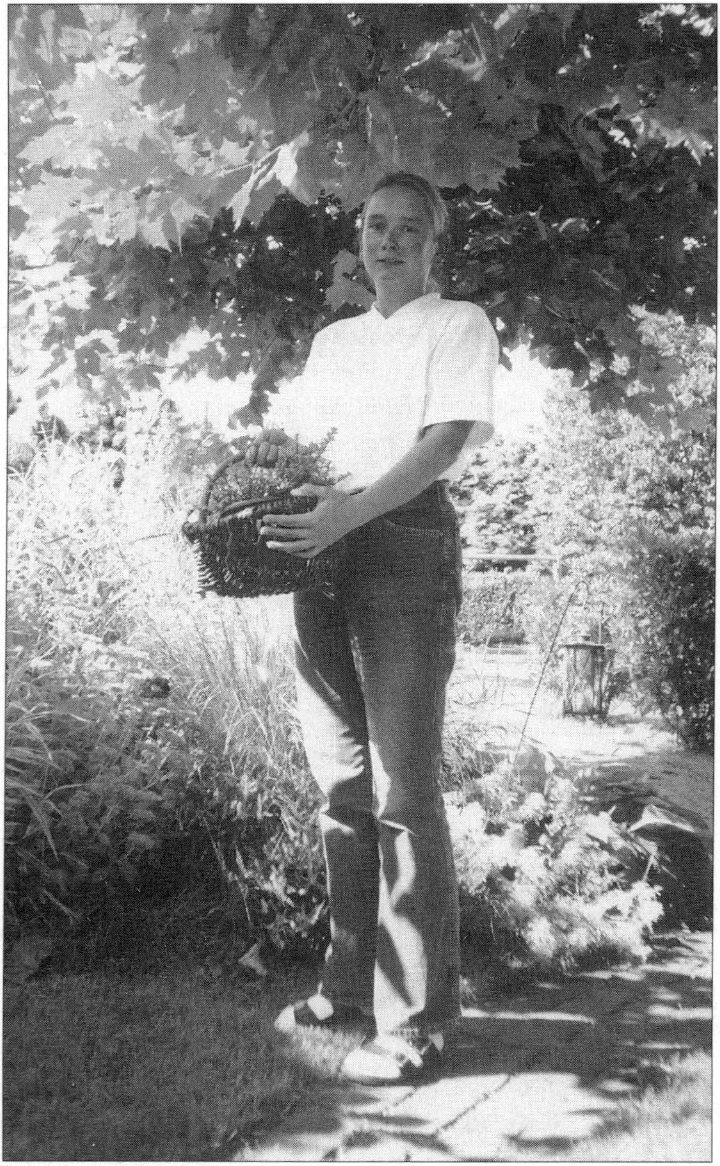

Aber die Familien-Lieblingsessen – am liebsten rund um Pasta – kommen hervorragend ohne Käseschichten aus.

Neulich hat Claudia Kuhlen beim Pizzaservice eine Pizza ganz ohne Käse bestellt, und sie war begeistert: »Das schmeckte einfach super – ich konnte diese öligen Pfützen auf meiner Pizza eh noch nie leiden, aber dass es so lecker ist, hätte ich auch nicht gedacht.«

Claudia Kuhlen steht voll hinter LOW FETT 30 und wird bei uns mitarbeiten: »Gruppenleiterin würde mir Spaß machen – da kann ich andere Menschen einfach auch überzeugen, ihr Leben umzugestalten. Und als eure ›Verkostungsdame‹ in Supermärkten für die SCHIPPS bin ich immer zu haben.«

Was uns natürlich riesig freut, denn wer könnte LOW FETT 30 besser vermitteln als diejenigen, die damit dauerhaft Erfolg haben.

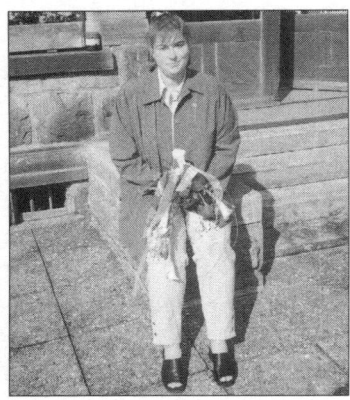 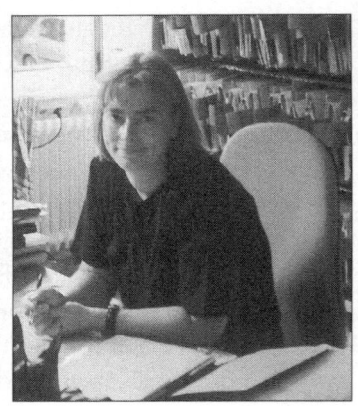

Iris Koch, 34295 Edermünde

Noch im Januar 2002 wog die 32-jährige Justizangestellte 120 Kilogramm. Und bekam plötzlich Magenprobleme: Wann immer sie Joghurt, Quark, Milch oder – noch schlimmer – Fett zu sich nahm, wurde ihr elend übel (mit allen Folgen). Woher diese Probleme kommen, konnte ihr Arzt trotz vieler Untersuchungen nicht erklären. Sie hat einen empfindlichen Magen, meint er – aber letztlich reagiert ihr Körper einfach nur völlig überdreht, wenn sie ihm bestimmte Nahrungsmittel anbietet.

Da sie morgens um halb sieben schon an ihrem Arbeitsplatz sitzt, wird erst im Büro gefrühstückt, wenn der Hunger sich meldet.

Es ist ein typischer Bürojob: wenig Publikumsverkehr – viel Arbeit, die höchste Konzentration erfordert. Und zwischendurch immer wieder Phasen, in denen der Körper einfach nach ein bisschen »Hirnfutter« verlangt.

Früher hatte sie dann Kekse parat – heute ist es frisches Obst. Das bekommt ihr. Ein Kollege, der mit ihr das Büro teilt, hört mittlerweile auch schon ganz interessiert zu, wenn es um fettarme Ernährung geht: Die Erfolge sind aber auch wirklich unglaublich: Iris Koch wiegt heute 75 Kilogramm – und die letzten 5 Kilo, die sie sich vorgenommen hat, wird sie sicher auch noch schaffen.

Damit sich auch ihre Haut zurückbildet – und um ihren Körper zu formen – macht sie heute Sport: Täglich wird der Heimtrainer bewegt, sie geht schwimmen (danach nimmt sie noch an der Aqua-Fitness teil), und wenn sie Lust auf frische Luft hat, schlendert sie nicht mehr durch den Wald, sondern marschiert zügig los.

Ihre Lieblingsgerichte lesen sich wie ein LOW FETT 30-Kochbuch: Nudeln, fettarme Pizza und Salat. An Süßigkeiten isst sie vor allen Dingen Gummibärchen, backt auch schon mal einen fettarmen Kuchen aus unseren Kochbüchern oder besorgt fettarme Kekse. Schokolade ist zum Glück nicht ihr Ding. Und wenn sie selbst kocht, dünstet sie überwiegend ihre Gerichte.

Mit bis zu sieben Flaschen Wasser pro Tag ergibt sich so eine ausgewogene Ernährung mit vielen Vitaminen (dünsten und Obst) und ausreichend Flüssigkeit. Der Sport tut ein Übriges.

Da erst nach fünf Monaten die erste positive Resonanz auf ihre Gewichtsabnahme kam (zu diesem Zeitpunkt hatte sie schon 25 Kilo abgenommen), ist ihr Credo: Nicht beirren lassen. Weder von ausbleibender Resonanz noch von »netten« Freundinnen, die einen am liebsten wieder so hätten, wie man früher war: dick, gemütlich – und vor allem weder Konkurrenz noch mögliches Vorbild.

Auch bei Firmenfeiern – eigentlich bei allen Essen in größerer Gesellschaft – hilft nur eines: sich durchzusetzen. Sich nicht irgendetwas aufschwatzen zu lassen, nur weil »alle« das essen oder die Gastgeberin meint, dass man das unbedingt probieren sollte.

Sturheit und positiver Egoismus, davon ist Iris Koch fest überzeugt, sind der einzige Weg, um aus seinem Panzer herauszukommen und sich selbst irgendwo zwischen den vielen Kilos wiederzufinden.

Noch mehr Erfolgsgeschichten

Auf unseren Internetseiten (www.lowfett.de) treffen sich täglich engagierte Mitstreiter – und manches Mal tauchen da ganz tolle Geschichten auf.

Einen Beitrag wollen wir Ihnen nicht vorenthalten, denn er zeigt deutlich, wie stark die Motivation sein kann, die von Gleichgesinnten ausgeht. Dass es nicht immer bei jedem zu 100 Prozent so klappt, wie er sich das vorstellt, ist auch klar.

Kerstin postete am 23.07.02 um 9.39 Uhr folgenden Beitrag, den wir (leicht gekürzt und um Tippfehler bereinigt) hier wiedergeben.

(Anmerkung: LF oder LF30 ist eine häufig verwendete Abkürzung für LOW FETT 30.)

Kerstin	Hallo, ihr Lieben, hier werden ja immer von Neueinsteigern so die Fragen gestellt, ob es wirklich klappen kann mit LF und wie viel man schaffen kann. Von daher habe ich mir gedacht, wer möchte, kann hier seine kleinen und großen Erfolge mal kurz in Kilo, vielleicht mit Zeitangabe posten, und man kann Neuankömmlinge immer auf dieses Posting verweisen, dass es eben klappt. Ich würde mich echt freuen, wenn sich ganz, ganz viele beteiligen. Ist ja gleichzeitig für manchen alten Hasen auch mal wieder Motivation. LG Kerstin

UJA66	Hallo Kerstin, ich habe in 10 Wochen knapp 4 Kilo abgenommen. Damit bin ich zufrieden, da ich noch keinen einzigen Tag hungern musste und mir zwischendurch auch einiges gegönnt habe. Es soll ja eine Ernährungsumstellung sein und keine Diät. Viele liebe Grüße aus Hessen Ute
Kerstin3	Ich bin morgen vor 6 Wochen bei LF(OHNE HUNGER) gelandet, davor noch ca. 4 Wochen FdH (mit Hunger!!!). Mein Startgewicht war 99,9 Kilo. Am Mittwoch waren es 90,3 Kilo. Macht nach Adam Riese eine Gewichtsreduktion von 9,6 Kilo. Noch Fragen? Also ran an den Speck! G Kerstin :-)
cramer53	Hallo Kerstin, ich mache LF seit November, bin aber erst seit kurzem hier im Forum. Habe seit November 25 Kilo abgenommen. Im Moment geht es leider nicht so schnell wie vorher, ich hoffe aber, dass es bald weiter runter geht! Ich mach nun auch viel mehr Sport (Muskelaufbau) als vorher. Ich kann nur sagen, es klappt mit Low Fett 30 ohne zu hungern. Viel Glück weiterhin! Gruß Nette

Katrin	…ich hab in 4 Monaten 6 Kilo verloren! Jetzt stockt es gerade etwas, aber ich bleib am Ball!! Katrin
Moni	Ich habe von Januar bis April 7 Kilo abgenommen, seitdem ist leider Stillstand, aber jetzt fahre ich im August in Urlaub, dann muss wieder was gehen, denn es sollten schon noch 5 Kilo runter. Moni
mira	… ich selbst bin fast 8 Wochen dabei und hab seitdem 4 Kilo abgenommen. Mit dem gleichen Schnitt alle 8 Wochen, wäre ich schon richtig happy…
bette	Ich habe seit Anfang Mai gerade mal 700 Gramm abgenommen. Das finde ich nicht so toll, selbst wenn ich bedenke, dass ich hin und wieder mal etwas weniger low fat gelebt habe. Bette 24.07.02 08:19
Kleine-Hexe	Es klappt !! Ich lebe seit Mai 2000 LF und habe in der Zeit insgesamt 40 Kilo abgenommen. Angefangen habe ich mit 107 Kilo. Ich hatte (bei 71–72 Kilo) einen sehr langen Stillstand und habe mich dann (heute vor 3 Monaten) der Wohlfühlgruppe angeschlossen.

Kleine-Hexe	In den 3 Monaten habe ich nochmals 5 Kilo abgenommen. Ich hoffe, dass ich allen Neuen durch meinen Erfolg ein wenig Mut machen kann. LG, Dani PS. Im alten Forum hab ich 4,5 Kilo geschrieben. Ich hatte vergessen, dass heute Outing ist und bin eben mal schnell auf die Waage gehüpft. (Siehe da: 500 Gramm weniger.)
Kerstin	Ich bin jetzt seit April dabei (mit kleiner Unterbrechung) und habe bisher 5 Kilo abgenommen. Bin stolz und werde die anderen 40 auch noch schaffen...
Krümel	Seit März 2000 leb ich lf. Bei einer Größe von 1,58 Meter von 79,8 Kilo auf heute 59,6 Kilo. Mein Ziel: 55 Kilo. LG, Antje
Claudia K.	Ich mache seit März 2001 Low Fett 30, habe bis dato 21 Kilo abgenommen. Seit August 2001 macht sogar mein Mann mit, und siehe da, er hat ohne zu hungern bereits 16 Kilo abgenommen. Liebe Grüße Claudia K.
Dani29	Gratuliere zu den beeindruckenden Erfolgen. Da ich erst seit einer Woche lf lebe, kann ich nur einen kleinen 500-Gramm-Erfolg melden.

Dani29	Was mich aber interessieren würde: … Vorstehende Erfolgsmeldungen sind doch ein toller Ansporn. Liebe Grüße an alle und weiter so! Dani
Birgit U.	Ich habe vor ca. 10 Wochen mit LF angefangen, mit einem Startgewicht von 84 Kilo (1,61 Meter), und habe kontinuierlich bis heute 11 Kilo abgenommen. LF ist wirklich die einzige vernünftige Möglichkeit, abzunehmen. Wir praktizieren es mit der ganzen Familie (5 Personen), und es gefällt allen. Ach so, noch schnell ein tolles Erfolgserlebnis: Habe gaaanz vorsichtig vorgestern meine alte (eigentlich noch fast neue) Lieblingsjeans aus dem Schrank vorgeholt und – juchuuuuu – sie passt, sogar ohne zu drücken!!! Schon dafür hat es sich gelohnt, aber die nächsten 10–12 Kilo sollen auch noch weg. So, viele Grüße – Birgit
jellyfish	Diese Antworten motivieren zum Weitermachen! Ich beschäftige mich seit 7 Wochen mit LF und habe zeitweise (leider noch nicht ganz konsequent) nach LF gegessen. Mein Startgewicht war 80,4 Kilo bei 1,63 Meter, und heute wiege ich 77,1 Kilo. Also immerhin 3,3 Kilo – und ich mache auf jeden Fall weiter. Mit dem Sport hapert es bei mir z.Zt. auch noch, aber ich hoffe, dass ich auf dem

jellyfish	richtigen Weg bin und es auch sportlich gesehen irgendwann schaffe, was zu tun! Liebe Grüße Karin
Kleine-Hexe	Also bisher haben wir zusammen 173,8 Kilo abgenommen!!! Das ist doch ne Menge Fleisch… *gg* Stellt sich das mal bitte jemand in Milchtüten vor??? Klasse Leistung von allen hier. *respekt* LG Dani
jutta2	Bin sehr froh, dass ich diese Seite vor knapp 4 Wochen gefunden habe. Bisher habe ich zwar keinen Erfolg, aber es wird schon werden. Ich musste erst einmal so richtig verstehen, wie lf30 geht. Also eigentlich will ich nur mal sagen: IHR SEID KLASSE. Also viel Erfolg weiterhin. Liebe Grüße Jutta 02
Kerstin	Nicht alles klasse? So viele nette Menschen, die so gut abgenommen haben und/oder noch kräftig dabei sind. Super. Weiter so an alle!! :-)

| SayHi | Hab in den drei Wochen, in denen ich jetzt lowfette auch schon drei Kilo weg. Dabei dürfte man die eine Woche eigentlich gar nicht mitzählen, da wir in dieser oft beim Essen waren und nicht wirklich nach LF30 gelebt haben. Aber gut, so lieben Besuch hat man halt auch nicht alle Tage! *g*
Sport mach ich schon seit längerem richtig viel. Einmal die Woche gehe ich zum Karate (klasse Fitnesstraining, kann ich jedem nur empfehlen!!!), ansonsten noch mindestens zweimal Ausdauersport pro Woche und einmal Krafttraining. Ist halt mein Hobby und weniger wegen des Abnehmens. Glaube, da könnte ich mich sonst nicht so viel motivieren *ggg*
Finde es auch toll, wie viele schöne Erfolge es hier schon gab!! Und das, obwohl es ja wirklich keine Diät im klassischen Sinn ist. Man kann ja wirklich essen, bis man satt ist, und das auch noch lecker und unkompliziert. Und auch wenn es länger dauert als die Akupunktur-Kur meiner Kollegen: Ich bin mir sicher, dass ich auch länger was davon haben werde und dass das für mich ein Weg ist, den man auch bis zum Schluss durchhalten kann :-)
Lieben Gruß,
Sanne |
| Mond-sternchen | Will auch noch schnell meinen Senf *g* dazugeben. Habe Ende Juni 02 mit LF angefangen, und habe nun gute 7 KILO abgenommen, fin- |

Mond-sternchen	de diese Methode, die ja eine Ernährungsum-stellung ist, super!!!!, da ich in der ganzen Zeit nicht gehungert habe, nur sehr konsequent war. Ich finde es bombastisch, was wir alle hier schon geschafft haben und noch schaffen wollen (bin im Juni mit 117 Kilo gestartet, und mein erstes Ziel sind die 100 bzw. zweistellig zu werden!!! Mal sehen wann das so weit ist). Weiter so!!!! LG Kerstin (Mondsternchen)
andrea36	Hallo, ich mache seit Ende Juni 02 LF – mein Start-gewicht war 83,4 KILO bei 1,56 Meter – heute morgen zeigte mir die Waage 76,9 KILO – Ich finde es wunderbar, denn ich habe mich schon lange nicht mehr so wohl gefühlt :-) LG Andrea
Annie	…die ganzen Erfolge. Dann will ich meinen mal beitragen. Lebe seit 10.06. LF30 allerdings in Verbindung mit Xenical. Hab mit 119,5 Kilo angefangen und nun bereits 13 Kilo abgespeckt auf 106,5 Kilo. Macht wirklich Spaß, weil man dabei keinen Hunger haben muss! Hoffe das motiviert!
Kicky	Tolle Idee, mal so die Erfolge (oder auch Miss-erfolge) abzufragen. Hallo! Ich bin nur noch

Kicky	ab und zu hier eine stille Leserin, aber ich möchte auch denen Mut machen, die nicht so viel abzunehmen haben. Denn auch das ist nicht immer einfach. Habe im Mai 2001 mit Lowfat begonnen und bis September 2001 hatte ich zwar 8/9 Kilo weniger (1,57 und seitdem ca. 56 Kilo). Ich bin also schwer bemüht, seit September mein Gewicht zu halten (natürlich auch mit Sport), und ich finde es nicht so einfach, das Gewicht zu halten (auch wenn es trotzdem klappt), weil man ja das »Ziel« schon erreicht hat und sich ständig irgendwelche Ausnahmen gönnt. Somit habe ich zur Zeit 1,5 Kilo wieder mehr, aber ich weiß woher, und ich weiß auch, dass ich es mit konsequenter lf-Ernährung schaffen kann. Allen anderen hier wünsche ich noch weiterhin viel Erfolg!! Und Gratulation an alle, die es geschafft haben!! LG Kicky
Yenda	Ich habe auch noch eine Tube Senf – und will sie dazugeben. ;o) Erst mal Gratulation für jedes noch so kleine Pfündchen, das ihr mit der Zeit verloren habt!!! Ich habe meine Ernährung im Juni umgestellt und bin von 105 Kilo inzwischen bei ca. 93 angelangt. Ich wiege mich nicht regelmäßig. Anfang letzter Woche waren es jedenfalls, um genau zu sein, 92,4 Kilo. Im Moment habe ich aber das Gefühl, ich

Yenda	trete ein wenig auf der Stelle rum, und es geht nicht weiter. Habe deshalb beschlossen, für ein oder zwei Wochen noch mal ein genaues Ernährungstagebuch zu führen.
MartinaG.	Also ich hatte im Februar ein Gewicht von 98,8 Kilo – das war mein Höhepunkt. Ich wollte auf gar keinen Fall 3-stellig werden. Ach ja, ich bin 173 Zentimeter groß. Also auch schon krankhaftes Übergewicht. Allerdings habe ich noch nie was von den vielen Diäten gehalten und demzufolge außer mit FdH und mal einem Versuch bei WW meinen Körper noch nie geärgert. Dann habe ich Anfang März LF entdeckt und war sofort begeistert dabei, weil es mir sehr entgegenkommt. Ich liebe Obst und Gemüse usw. und kann das hervorragend als Ersatz für Süßes nutzen, denn meine Lust auf Süßes ist wie weggeblasen. Als Ausnahmen nun im Sommer mal ein Eis oder mal so 3–5 Gummibärchen – aber echt nicht mehr. Und das fällt mir nicht schwer. Sport habe ich erst jetzt angefangen, nachdem ich nun bei 78 Kilo angekommen bin. Ich habe lediglich meine Alltagsaktivitäten ein wenig gesteigert. So, nun ist das aber auch ein Roman geworden. Ich hoffe, es hilft der einen oder anderen. Bei weiteren Fragen stehe ich gerne zur Verfügung. Gruß aus Lohne Martina

none	Ich mache jetzt seit ca. 1 1/2 Jahren LF und habe seither mich von 110 Kilo (bei 1,80 Meter) auf 76 Kilo heruntergearbeitet. War manchmal nicht einfach, aber jetzt bin ich stolz drauf. None
Muckelchen	…ich kann leider nur als schlechtes Vorbild, bzw. Beispiel dienen. Ich habe schon eine lange Diätkarriere hinter mir (habe nachher immer wieder zugenommen, zwar nicht alles, aber zufrieden bin ich trotzdem nicht). Jetzt mache ich seit Mai hoch motiviert lf30 und habe seitdem etwa 3 Kilo zugenommen. Ich mache schon lange relativ viel Sport, aber mit dem Trinken habe ich so meine Probleme. Mich stört so furchtbar, dass bei einem Gang in die Stadt oder sonst wohin jeder Gedanke an der nächst verfügbaren Toilette hängen bleibt. Denn irgendwo muss die aufgenommene Flüssigkeit ja wieder hin. Damit habe ich echt ein Problem. Aber ich kämpfe weiter, vielleicht klappt es ja doch irgendwann und der Knoten geht auf. @Muckelchen
Eve67	Hallo an alle, ich bin ganz neu hier. Habe noch nicht so ganz richtig mit Low-Fat angefangen, aber da ich vom Beruf her einiges über Ernährung weiß, ist mir auch klar, dass dieses Konzept

Eve67	das einzig Richtige ist, um auf Dauer Gewicht zu verlieren, dann auch zu halten und natürlich – was ganz wichtig ist – einfach gesünder zu leben. Ich hoffe, dass man sich in diesem Forum auch gegenseitig etwas aufbaut oder tröstet, wenn nötig. So, also noch kurz zu mir: Ich bin 35 Jahre alt, habe 2 Söhne, bin verheiratet mit einem ganz tollen Mann und muss wegen gesundheitlicher Probleme – natürlich auch, weil ich mich selber so nicht so toll finde – dringend abnehmen. Ich wiege im Moment 93 Kilo, habe mir aber vorgenommen, erst wieder auf die Waage zu gehen, wenn ich an meiner Kleidung gemerkt habe, dass es weniger sein muss. Bin allerdings auch gerade damit beschäftigt, so die seelische Seite meiner Essstörung herauszufinden. Hat da jemand Erfahrungen oder Tipps für mich???? Also dann ganz liebe Grüße von der »Neuen« Eve @Eve
Kleine-Hexe	Hallo Eve, bei mir hatte das Übergewicht auch psychische Ursachen. Ich war also nie jemand, der einfach nur gerne gegessen hat. Die Erkenntnis (meiner persönlichen Ursachen) hat auch schlussendlich den Gewichtsknoten platzen lassen.

Kleine-Hexe	Am Anfang hab ich durch meinen Kummer abgenommen, aber nicht wirklich die Ursachen bekämpft. Dann bin ich die Ursachen angegangen und hab für mich meinen inneren Frieden gefunden. Seitdem leb ich erst wirklich bewusst und fühl mich wohl. Ich habe für mich gelernt, Gefühle zuzulassen und nicht mehr zu unterdrücken!!! Seitdem geh ich auch mit dem Essen ganz anders um!!! Das Ergebnis ist, dass ich von 107,5 Kilo auf 66,4 runtergekommen bin. Es ist wirklich ratsam, psychologische Hilfe in Anspruch zu nehmen. Denn allein ist es kaum machbar, die Probleme wirklich zu erkennen. Liebe Grüße Dani
Mali	Ich mache schon etwas länger LF, ca. 1,5 Jahre, und habe insgesamt 14 Kilo abgenommen. Bin mittlerweile bei 84,7 Kilo angekommen und möchte so gerne auf 69,9. Ich habe ziemlich lange einen Stillstand gehabt, bei 87 Kilo, aber wenn man das Forum liest, geht es jedem irgendwann mal so. Nun geht's so langsam wieder abwärts. Ich arbeite dran! Euch allen ein schönes, sonniges Wochenende. Gruß Mali

prinzesssin	... ich bin selber erst seit eineinhalb Wochen dabei und hatte am letzten Mittwoch (also nach einer Woche halbwegs lf gelebt) 600 Gramm abgenommen! Nicht berauschend, aber ich bekomm den Dreh bestimmt noch raus! Heute war ich wieder einkaufen und habe sogar die Kinder eingespannt, auszurechnen, was lf ist *g*! Die waren ganz begeistert und haben alles, was nicht lf war, wieder zurückgelegt (na ja fast – Schokokekse mussten sein!). Lieber langsam und dauerhaft abnehmen als später alles wieder drauf haben! Außerdem möchte ich nicht, dass mein Gewebe nach einer zu schnellen Gewichtsabnahme hängt!! Toll, was ihr schon alles geschafft habt! Ich wiege momentan 80 Kilo bei 170 Zentimeter und muss/will/möchte nach meiner dritten Schwangerschaft unbedingt wieder auf 60 Kilo kommen! Ich schaff das mit lf! Ganz bestimmt! Gruß Nicole
Sedolin	Hallo, ich habe im Juni 2001 mit Low Fett 30 begonnen. Damals wog ich 83 Kilo bei 1,57 Zentimeter Größe. Ich nahm mir das Buch sehr zu Herzen und fing an zu futtern. Vorher hatte ich kaum gegessen, aber immer das Falsche, viel zu viel Fett, viel zu wenig Kalorien. Es war

Sedolin	schon ein tolles Gefühl, so satt zu sein – und dann fing die Waage tatsächlich an zu purzeln. Heute wiege ich 62,4 Kilo und habe seit 6 Monaten Stillstand, hoffe aber, dass es weitergeht. Für Sport etc. habe ich leider überhaupt keine Zeit, nur die Walkouts klappen 2–3 x pro Woche. Es hat trotzdem geklappt. Gruß Bettina
Schnu-belchen	Hallo !! Hier lese ich ja wirklich überwiegend positive Meinungen. Ich habe mich noch nicht entschließen können, zu Low Fett zu stoßen. Denke mal, es muss doch einen Haken geben. Oder erfreulicherweise nur den Haken: Man braucht komplett neue Garderobe *g*. Wenn ich der Meinung war, Mensch, das wär's, keine Diät, sondern eine Umstellung (dauerhaft) der Ernährung oder Ähnliches, war der Haken daran die immensen Kosten bis zu teilweise monatlich ca. 250 Euro. Oder halt ausgefallene Lebensmittel, aufwändiges Zubereiten usw. Ich weiß, dass es Gruppen gibt, aber nirgends finde ich Infos, ob oder wenn ja, wie viel so eine Gruppenteilnahme kostet. Umsonst geht nichts, das ist ja logisch. Wenn jemand mir dazu Auskunft geben könnte, würde ich mich darüber freuen. Viel Erfolg euch allen. Grüße Schnubelchen :o)

RosinA	Liebes Schnubelchen, es gibt keinen Haken – außer, dass hier Leute falsch sind, die auf ein Wunder hoffen. Dadurch, dass man sich wirklich satt essen kann und auf nichts verzichten muss, muss man damit leben, dass es langsam vorangeht. Aber es geht voran, und man fühlt sich prachtvoll, sodass einem das Durchhalten viel leichter fällt. Also, worauf wartest du: Fang an! Grüzels Anja – die heute auf der Waage war und 2 Kilo minus gesehen hat – PS: Noch meinen Nachtrag zum eigentlichen Inhalt dieses Postings. Lowfat30-Erfolg nach 3 Monaten: 1 Kleidergröße weniger, entspricht gut und gerne 10 Kilo.
Petra S.	Ich bekomme gerade einen neuen Motivationsschub, wenn ich lese, wie viel hier schon abgenommen wurde. Ich bin vor 1 Woche (nach dem Urlaub, Zunahme im Urlaub nur 1!! Kilo) in LF30 eingestiegen. Bis Ende Mai habe ich WW für ca. 1 Jahr ausgeübt, bin aber immer wieder über die 22 Punkte für mein Essen am Tag gestolpert. Ende vom Lied war häufig, dass ich für meinen Mann extra gekocht habe und ich oft in Versuchung geraten bin, aus dem Plan zu fallen. Dann hat mir meine Mutter von einem LF30-Vortrag in ihrem Ort erzählt. Ich habe

Petra S.	mir das Programm genau angeschaut, und es gibt nur den Haken, dass man sich gesund ernährt. Mein Mann bekommt das Gleiche zu Essen wie ich, und ich werde von ihm häufig gefragt, ob das wirklich LF30 ist, wenn er Puten-Gyros mit Backofen-Pommes, Tsatsiki und Salat bekommt, und ich auch noch normal esse. Genug für's Erste. Hoffentlich kann ich auch bald solche Erfolge aufweisen und aus meinem Rettungsring um den Bauch die Luft rauslassen.
Andrea25	Hi, ihr alle »Neuen«! Ich habe erst neuerdings einen PC und möchte euch allen Mut machen. Letztes Jahr im März habe ich angefangen mit Low Fett 30 und war sofort begeistert von den Kochvorschlägen. Auch die Familie hat es gut angenommen. Nach gut 9 Monaten hatte ich 25 Kilo runter und halte mein Gewicht jetzt schon seit 8 Monaten. Ich fühle mich jetzt sehr wohl und habe das tägliche 30-minütige Radfahren beibehalten. Also nur Mut zum Start!
Sylvia	Nachdem ich 2 Jahre mit mir gerungen habe, klickt es nun. Ich habe meine Einstellung und mein Verhalten geändert, mein Stoffwechsel funktioniert wieder einigermaßen, und schon geht es langsam abwärts mit mir, äh, meinem Gewicht.

Mary2002	Hallo alle zusammen, ich habe heute mit LF angefangen und bin durch eure Berichte natürlich total motiviert. Ich werde berichten, wie es bei mir klappt. Jedenfalls freue ich mich, mich hier mit Gleichgesinnten austauschen zu können. Liebe Grüße Mary
Jersey	Ich bin zwar noch nicht so lange dabei, jetzt ca. 3 Wochen, und habe in der Zeit knapp 8 Kilo (von 140,9 auf 133 Kilo) abgenommen. Mit Low Fett 30 kann ich endlich wieder »normal« mit dem Thema Essen umgehen, da ich nicht hungern muss und mich im Endeffekt auch nicht sooo zügeln muss, wie bei den Diäten, die ich schon hinter mich gebracht habe. Im Gegenteil, ich kann mich richtig satt essen, ohne nachher ein schlechtes Gewissen haben zu müssen. Dadurch, dass mir lf nicht schwer fällt, konnte ich auch ganz leicht aus meinen alten Gewohnheiten raus, verzichte auf meinen Kaffee, trinke viel Wasser und Tee, was vorher für mich überhaupt nicht denkbar war. Aber ich denke, das habe ich nicht nur den Low-Fett-Büchern zu verdanken, sondern auch den netten Leuten hier im Forum, die

Jersey	einen immer wieder unterstützen und motivieren. An dieser Stelle mal ein ganz dickes Dankeschön an euch alle! Liebe Grüße Melanie, alias Jersey
Line	Hallo zusammen, ich bin seit Anfang Juni dabei, habe anfangs gar keinen Sport gemacht, jetzt mehr oder weniger regelmäßig, wie der Job es halt zulässt. Das eine oder andere Mal habe ich auch gesündigt. Und dennoch 12 Kilo weniger, von 103 auf 91. Ich hoffe, damit kann ich auch jemanden motivieren. Schönes Wochenende, Line
Kerkoepcke	…dass ihr so tolle Erfolge habt, motiviert mich richtig. Ich habe erst vor 1 Std. von meiner Schwester von LF30 gehört – und beschlossen, dass ich das jetzt auch ausprobieren will. Ich bin 172 Zentimeter groß und 102 Kilo schwer. Und es nervt echt. Nun hab ich eine Frage an die, die schon richtig gut abgenommen haben: Wie ist eure Haut damit zurecht gekommen, gibt es da Probleme oder bleiben die durch das langsame Abnehmen aus??? Ich habe durch Medikamente und Krankheit so viel zugenommen und will endlich auf ein »gesundes« Gewicht runter :)).

Kerkoepcke	Weiter so ihr alle, das macht richtig Mut. Vielen Dank Kerstin
Andrea25	Hallo Kerstin! Ich habe, wie oben berichtet, 25 Kilo innerhalb von 9 Monaten geschafft. Durch täglich 10 Kilometer Rad fahren habe ich die Oberschenkel super im Griff, und keine Cellulite ist zu sehen. Am Bauch allerdings war es schwieriger. 10 Minuten Bauchgymnastik täglich waren für mich schon eine Überwindung, aber es hat sich gelohnt, und ich mache noch weiter, obwohl ich mein Gewicht mit 60 Kilo jetzt halte. Ich will unbedingt im Sommer 2003 einen Bikini tragen. Also raff dich auf und mach Sport, und die Haut dankt es dir. Gruß Andrea25
Kerkoepcke	Danke für deine Antwort. Dann bin ich beruhigt. Hab heute Morgen mit Müsli und Joghurt angefangen und habe mir gerade die Grundregeln durchgelesen. Nun mach ich mir auch keine Gedanken mehr darüber, dass ich nur dann esse, wenn ich Hunger habe. Vielen Dank an alle, die hier so toll schreiben, wie es ihnen ergeht. LG und weiter so Kerstin

Shany	Hallo, mein Name ist Shany, ich mache LF ca. 3 Wochen und regelmäßig Sport (Tae Boo und Susan Power). Bin von 77 Kilo auf 75 runter. Und das Tolle ist, dass ich endlich wieder meine Muskel spüre. Also ich werd nicht aufgeben. Schließlich habe ich mir 15 Kilo vorgenommen ;–) Liebe Grüße Shany '-V-'
gknigge	Ich bin seit ca. 4 Wochen am Lesen, am LF kochen, am Ausprobieren, am Fettreduzieren, am Muskelaufbauen im Fitnesscenter. Ich bemühe mich wirklich intensiv, meinen Grundumsatz (nach Dauerdiäten) zu erreichen, war mutig und hatte Vertrauen in den Satz aus dem Buch »Essen macht Spaß«, Seite 85. Aber wie lange muss ich wohl warten, bis ich mal 100 Gramm abgenommen habe? Irgendwie frustet es mich schon, dass nichts so richtig vorangeht. Hat jemand von euch Ähnliches erlebt? Und evtl. ein paar Tipps, was ich noch verbessern könnte? Nach diesen vielen positiven Mails im neuen Forum, hoffe ich, dass ich nicht mehr so lange – wenigstens auf einen kleinen Motivations-Gewichtsverlust – warten muss. Die Idee, hieraus ein gesammeltes Werk zu machen, finde ich als Einsteiger ganz toll. Viele Grüße aus Oberbayern Gisela

Pewi	Also, ich habe in den letzten 2 Monaten zwei Kilo zugenommen, dafür hat mein Mann, dem ich alles gar nicht erzählt habe, mit Verwunderung auf der Waage gestanden, er wüsste zwar nicht warum, aber es wird weniger. Es ist eben bei mir so, dass ich das Essen nur anzusehen brauche ...
Yvi24	Ich mache seit ca. einem Jahr Lf30. Bin 160 Zentimeter groß und habe knapp 105 Kilo gewogen. Habe jetzt dank LF30 und euch Lieben hier (die einen so lieb unterstützen) 33 Kilo abgenommen. Wiege jetzt für mich stolze 71,5 Kilo. Mit LF30, find ich, kann man wunderbar und einfach abnehmen. Es schmeckt, und man hat nicht immer einen knurrenden Magen wie bei manchen Diäten. Für mich war die Ernährungsumstellung optimal. Und empfehle es jedem weiter. LG Yvonne

Noch viel mehr Erfolgsgeschichten

Bei einigen haben wir dann konkreter nachgefragt – hier die Ergebnisse:

Andrea Vollat aus Ludwigshafen
Startgewicht: 85,5 kg bei 170 cm Größe
9 Monate später 60/61 kg
Sie hält das Gewicht seit einem Jahr und schrieb uns dazu:
»Also, ich habe 20 Jahre mit meinem Gewicht gekämpft und jetzt endlich mit LOW FETT 30 den Siegeszug angetreten. Frisch verheiratet habe ich Kochen gelernt, und dann kamen drei Schwangerschaften mit zu vielen Restkilos. Dann bei Konfektionsgröße 50 erfuhr ich von eurem Superkonzept. In meinem Kopf hat es ›klick‹ gemacht, und dann ging's los.«
Sport: Andrea bewegt sich täglich 30 Minuten auf ihrem Heimtrainer.

Sonja S., genannt »Kicky«
»Ich habe im Mai 2001 bei einer Körpergröße von 1,57 Meter 64,5 Kilo gewogen (bin 36 Jahre alt). Das war mir entschieden zu viel. Ich habe immer versucht, nicht zuzunehmen, aber keine Diäten gemacht, eher auf Essen verzichtet – hat mich aber nicht schlanker gemacht, nur frustrierter. Durch verschiedene LF-Bücher kam ich zu LOW FETT 30. So richtig motiviert hat mich aber erst euer Vorwort im Buch, und ich dachte mir, wenn du als Autorin auch Probleme mit dem Gewicht hattest und es geschafft hast, schaffe ich das auch. Das hat mich total motiviert. Von Mai bis Juni 2001 habe ich dann erst einmal 4,5 Kilo abgenommen. Ab Juni hatte ich einen kleinen Stillstand, und im August 2001 habe ich dann zum ersten Mal in meinem Leben ein Fitnessstudio besucht. Von August bis September 2001 habe ich mit LOW FETT 30 und 4 x die Woche Sport noch mal ca. 4

Kilo abgenommen, und seitdem versuche ich, es zu halten. Im Urlaub diesen Sommer habe ich zwar 1,5 Kilo wieder zugenommen, aber jetzt habe ich schon wieder durch konsequente LF-Ernährung meine 56,5 Kilo. Ich werde diese Art der Ernährung für mich immer beibehalten. Mir schmeckt das Essen, ich muss auf nichts verzichten und gerate auch nicht in Panik, wenn ich im Urlaub mal etwas zugenommen habe, weil ich weiß, dass ich das automatisch wieder abnehme mit LF. Diese 8 Kilo sind im Vergleich zu anderen Erfolgsgeschichten nicht sehr viel, aber mir haben sie sehr viel Lebensqualität und Freude zurückgeben. Eure Idee, diese Geschichten in einem Buch zu veröffentlichen, finde ich gut. Es motiviert sicher auch diejenigen, die wie ich ›nur‹ ein paar Kilos loswerden möchten.«

Sabin Klim (Binah) schrieb:

»Das Höchstgewicht meines Lebens hatte ich im Mai 1998; hab mich immer geweigert, mich zu wiegen, trug Kleidergröße 52. Mein Arzt sprach dann davon, nicht so viel Fett zu essen, aber wirkliche praktische Hilfe konnte er dabei nicht leisten. Mit etwas eigenem »Rumdoktorn« ging das Gewicht dann auf und ab, in der Tendenz aber langsam und stetig runter. Im Juni 2001 trug ich dann Größe 48. Dann durch Zufall LOW FETT 30 entdeckt, und endlich hatte ich konkrete Tipps, Ratschläge und Hilfe auch bei kleineren Problemen, nicht zu vergessen Alternativrezepte und eine Fettformel, die alles klarer machte (wer fällt seitdem noch auf die unklaren Aufdrucke auf Lebensmittelpackungen rein? Ich nicht mehr!). Heute trage ich Größe 44/46 und trau mich auch endlich mal auf die Waage (95 Kilo!). Der Weg ist noch lang…«

Annette Cramer zu LOW FETT 30

»Ich heiße Annette, bin 35 Jahre. Ich habe im November 2001 mit LOW FETT 30 angefangen und habe von 84 Kilo auf 64 Kilo abgenommen. Leider habe ich jetzt im Urlaub (da ich nicht lf gelebt habe), wieder 3 Kilo zugenommen. Also auf 67 Kilo, ich hoffe aber, dass ich sie schnell wieder runterbekomme. Ich hoffe, ich konnte euren Lesern helfen. Ach so: Ich bin 1,56 Meter groß und möchte noch auf unter 60 Kilo kommen.«

Andrea aus der Schweiz
Alter: 24
Größe: 1,64 m
Gewicht ohne LF: 65 kg
Gewicht seit LF: 58 kg
»Ich habe mit Low Fett 30 im Januar 2002 begonnen und seither sichtbare Erfolge erzielt. Die Bücher von den zwei Gabis haben mich sehr dazu angespornt. Ich werde dieses Konzept auch in Zukunft weiterführen, so ausgewogen habe ich mich noch nie ernährt, und mein gesamtes Wohlbefinden stimmt. Und das Schöne ist: Wenn man sich an LF hält, darf man auch mal ein Stück »Schoggi« genießen, ohne gleich ein schlechtes Gewissen zu haben. Und macht es das alleine nicht schon interessant?«

Moni Strobl aus 86663 Bäumenheim
»Hallo Gabi,
du kannst von mir schon einen Bericht haben. Ich habe mit LOW FETT 30 von Januar 2002 bis April von 72 Kilo auf 66 Kilo abgenommen, bin ganz begeistert, da ich auch mal was Süßes oder meinen geliebten Kuchen essen darf. Es ist toll, dass ich bei LOW FETT 30 fast alles essen darf. Möchte jetzt wieder intensiv starten und die nächsten 6 Kilo angreifen.
Ich hoffe, ich kann euch allen damit helfen.
Gruß Moni«

Birgit Gehring-Flachmann, 33605 Bielefeld

»Hallo, ich bin verheiratet, 2 Kinder. Ich arbeite als Verkäuferin in der Süßwarenabteilung eines großen Supermarktes. Im Buchladen habe ich zufällig das Buch »Essen macht Spaß« gesehen und gekauft. Ich fand es so faszinierend, abzunehmen, ohne groß zu verzichten. Das Prinzip klang einfach und trotzdem logisch. Ich habe dann angefangen, meine Ernährung zu ändern, und es hat mir sogar Spaß gemacht. Der Erfolg ist da: Von 104 Kilo auf 87,5 in knapp 4 Monaten – und ich mache weiter! Danke dafür!!! Ich habe schon meine beste Freundin und meine Schwiegermutter motiviert. Außerdem treffen wir uns in eurem Forum. Da haben wir gerade eine neue Gruppe gegründet!

Viele Grüße

Birgit«

Karin Stiller (Jellyfish aus dem Forum)

»Ich bin 35 Jahre alt, 163 Zentimeter groß und wiege zur Zeit 73,4 Kilo. Es gibt sicher Personen mit größeren Gewichtsabnahmen, aber ich freue mich schon über meine bisher verlorenen Kilos. Außerdem möchte ich einfach mal persönlich ›Danke‹ sagen, dass ihr euch so für Lowfett 30 einsetzt. Ich wünsche euch, dass ihr mit der Arbeit, die ihr da macht, auch irgendwann mal finanziellen Erfolg habt. Mit Geld ist das eh nicht zu bezahlen, wie viel Zeit, Geduld und persönliches Engagement ihr in eure Bücher, das Forum und die Beratung investiert.

Alles Liebe von

Karin«

Daniela Heinrich aus Augsburg schreibt:

»Gewicht im April 2002 = 80 Kilo; Gewicht im September 2002 = 68 Kilo!!!

Ich bin damit zwar noch nicht bei meinem Ziel angekommen, werde das aber sicher auch noch schaffen. Mein Ziel wären 60–63 Kilo, schau'n mer mal.

Ich finde es großartig, wie leicht das Abnehmen mit LOW FETT 30 ist. Man muss sich wirklich ›nur‹ die Bücher besorgen – und muss loslegen. Wer es so nicht schafft, der schafft es wohl gar nicht.

Ich rühre jedenfalls überall fleißig die Werbetrommel für euer tolles Konzept. Gerne dürfen Sie meine Daten für ein Buch verwenden. Vielen Dank und alles Gute weiterhin, auf dass es endlich auch bei uns in Bayern Produkte mit dem Lowfett-Label gibt, bis jetzt herrscht da noch absoluter Mangel.

Herzliche Grüße, Daniela Heinrich«

Anja Bons, 41334 Nettetal
»Steckbrief für die Veröffentlichung:
30 Jahre alt
168 cm groß
LOW FETT 30 seit Mai 2002
Ausgangsgewicht 103,5 kg
Jetzt: 94,3 kg (Sept. 2002 – Anm. Gabi Vallenthin)
Tendenz: Im Moment Stillstand, aber grundsätzlich abwärts.
Liebe Grüße
Anja«

Kurz vor Abgabe des Manuskripts zum vorliegenden Buch erreichte mich noch folgende E-Mail:
»Liebe Gabi,

ich habe im Mai 02 mit der Ernährungsumstellung angefangen. Anfangs nahm ich 5 Kilo ab. Allerdings war ich ein totaler Bewegungsmuffel, sodass es nicht mehr weiterging. Dann habe ich 3 Wochen Campingurlaub in Italien gemacht. So richtig faul! Viel schlafen, lesen und viel SCHWIMMEN! So 1 bis 1,5 Stunden pro Tag. Obwohl ich 3-mal Pizza gegessen habe, mich aber sonst konsequent lowfett ernährt habe, zeigte die Waage nach meiner Rückkehr ein Minus von weiteren 4 Kilo!!!

Ich habe auch einige Zentimeter Umfang verloren.

Mein Alter: 47
Größe: 165 cm
Ausgangsgewicht: 119,5 kg
Heutiges Gewicht: 110,5 kg
Ich weiß jetzt, dass ich es schaffen kann!

Liebe Grüße

Inge Mader«

Sie können sich vorstellen, dass uns diese vielen Erfolgsgeschichten, von denen wir Ihnen hier nur einen kleinen Ausschnitt präsentieren, sehr motivieren, unser Ziel weiterzuverfolgen: Die Kennzeichnung von Lebensmitteln mit unserem Label, die Durchsetzung von LOW FETT 30 als eines der führenden Ernährungs- und Bewegungskonzepte in Deutschland.

Eine Senkung des Fettanteils in der Nahrung trägt nachweislich zur Verbesserung der Gesundheit bei. LOW FETT 30 bringt dauerhaft mehr Erfolg als Kuren, Diäten und teure Beratungen, die zwar kurzfristig wirken, aber die Beteiligten nicht dahin führen, was sie wirklich wissen müssen: Wie sie es dauerhaft schaffen, ihr (einmal erreichtes) Gewicht zu halten, weiterhin gesund zu leben und Sport ohne Ressentiments zu genießen.

So viel zu den Erfolgsgeschichten, die – das werden wir wirklich oft gefragt – alle samt und sonders authentisch sind.

Was Sie für die Umsetzung von LOW FETT 30 wissen müssen

Sie kennen jetzt die Fettformel, die drei Grundregeln (Essen, wenn man Hunger hat usw.), die wichtigsten Lebensmittelgruppen, und wir haben Ihnen schon detaillierte Infos geliefert, wie Sie in der freien Wildbahn der Restaurants und Hotels über die Runden kommen.

Unsere lebenden Beispiele sind ebenfalls motivierend, nicht wahr? Sie wollen es jetzt auch mit LOW FETT 30 versuchen?

Fein. Dann machen wir uns jetzt mal daran, Sie von Ihren »Fetteimern« zu befreien. Von den kleinen und großen fetten Verführern, die in Ihrem Kühlschrank und in Ihren Vorratsschränken lauern, sollten Sie sich schnellstmöglich trennen.

Lassen Sie uns Ihnen einfach einmal eine Liste vorstellen, wie Sie am besten vorgehen.

Die LOW FETT 30-Austauschliste

Raus	Rein	Das bringt's
Mayonnaise	Joghurt + Balsamico-Essig	Wenn Sie cremigen 1,5%igen Joghurt mit Balsamico-Essig mischen, kommen Sie dem normalen Mayonnaise-Geschmack sehr nahe: Im Kartoffel- oder Nudelsalat fällt die Veränderung nur wirklichen Gourmets auf – und denen schmeckt es in aller Regel sogar besser. Ersparnis: pro Esslöffel 10 Gramm Fett = 90 kcal!

Raus	Rein	Das bringt's
Butter, Margarine als Brotaufstrich	Magerquark Tomatenmark Senf	Unter Marmelade und Obst schmeckt Magerquark super, und unter Putenbrust, Lachsschinken und Roastbeef haben sich Tomatenmark und Senf bewährt. Ersparnis: pro Aufstrich 10–20 Gramm Fett
Vollmilch	1,5 %ige Milch	Pro Glas (250 ml) sparen Sie fast 6 Gramm Fett; die Milch ist auch für Kinder besser. Jedes 4. Kind ist bei der Einschulung bereits übergewichtig.
Frittier-Pommes	Backofen-pommes	Pro 100 Gramm Pommes sparen Sie je nach Frittiermethode ab 25 Gramm aufwärts.
Schokolade	Schokolinsen After Eight (große) Smarties Super-Dickmanns	Diese LOW FETT 30-Süßigkeiten helfen Ihnen über die Gier nach Schokolade hinweg. Die wird aber mit fettarmem Essen auch weniger. Und bis dahin können Sie sich beim Thema Süßigkeiten entspannen. Aber: Aufhören, wenn Sie satt sind!
Aal, Karpfen, Schillerlocken, geräucherter Seefisch	Geräucherte Forelle, Lachs, Makrele (frisch), Lotte, Seelachs, Rotbarsch, Dorsch	Wenn Fisch, dann nach Möglichkeit Seefisch (wegen der essentiellen Fette), wenn geräucherter Fisch, dann geräucherte Forelle, die hat genau 30 % der kcal aus Fett! Fisch mindestens 2-mal pro Woche!
Croissants	Brötchen, Vollwert-bot	Bei einem Croissant sparen Sie 13 Gramm Fett.
Mürbeteig Blätterteig	Hefeteig Rührkuchen auf Joghurt-basis	Saftige Obstkuchen (z.B. Apfelkuchen) brauchen wirklich keinen fetten Mürbeteig, damit sie schmecken. Und Blätterteig kann man sich gut verkneifen, wenn man weiß,

Raus	Rein	Das bringt's
		dass er pro 100 Gramm ca. 28 Gramm Fett enthält.
(Billig-) Sonnen- blumenöl	Kalt gepresste Pflanzenöle	Wichtig: Beim Erhitzen von Ölen bilden sich Transfettsäuren. Kaufen Sie nur kalt gepresste, hochwertigste (!) Öle in kleinen Mengen, und do- sieren Sie sparsam (z.B. im Salat). Der Körper braucht Fett, aber nicht viel und wenn, dann bitte so hoch- wertig wie möglich.
Käse	Da gibt es leider keinen Ersatz.	Gönnen Sie sich entweder einmal im Monat eine echte Käse-Orgie, oder legen Sie wenig Magerkäse auf viel Brot (z.B. 20 Gramm »Du darfst«- Camembert auf 40 Gramm Voll- wertbrot = 24,75 %)
Delikatess- salate	Als fertige Salate gibt es keinen Ersatz.	Da müssen Sie jetzt selbst kreativ werden. Unsere Rezept-Bücher hel- fen Ihnen dabei, ebenso die Hin- weise auf unserer Internetseite!
Oliven	Kein Ersatz	... außer Peperoni (in Sud, nicht in Öl!). Die tun's auch oder aber Ka- pern, Mixed Pickles, Gewürzgur- ken u. Ä.
Eier	Kein Ersatz	Aber oft reicht es für Backrezepte aus, wenn man 2 oder 3 Dotter weniger nimmt, das (fettfreie!) Eiweiß aber trotzdem verwendet. Ein Dotter hat rund 7 Gramm Fett.
Fertigsaucen weiß	Fertigsaucen (knall-) rot	Weiße Pünktchen in roten Saucen sind immer ein Indiz für verwende- tes Pflanzenöl. Schauen Sie sich das Zutatenverzeichnis auf der Packung genau an. Wenn Pflanzenöl drauf- steht, entscheiden Sie sich besser für eine andere Sorte!

LOW FETT 30 ist nicht ohne Fett

Das waren die wichtigsten Punkte im Austauschprogramm.

Vielleicht haben Sie sich jetzt gewundert, dass wir Ihnen Olivenöl empfehlen, obwohl auch Olivenöl 9 kcal pro 100 Gramm hat.

Der Körper benötigt Fett

Viele Fettsäuren (Omega-3 und Omega-6) sind essentiell, das heißt, sie sind lebensnotwendig und müssen von außen zugeführt werden, weil unser Körper sie nicht selbst bilden kann. Der kann lediglich gesättigte Fette selbst herstellen. Das sind unsere Fettpölsterchen auf den Rippen, den Hüften und am Doppelkinn – und bei den Tieren, die wir essen, ist es genau so: Sie liefern ausschließlich gesättigte Fette – abgesehen von Fisch).

Ungesättigte Fette, die uns Pflanzen liefern, können wir nur von außen zuführen. Sie befinden sich in:

Nüssen (zum Beispiel Walnuss, Haselnuss, Mandel)

Samen (zum Beispiel Sesam, Leinsamen)

Oliven

Avocados

Entscheiden Sie sich immer für frische Nüsse oder frische Samen (auf keinen Fall geröstet!) oder für kalt gepresste Öle. Auch eine Avocadopaste (mit Zwiebeln), von der Sie einen Esslöffel auf ein Brot streichen, ist für die Versorgung an essentiellen Fetten geeignet.

Dazu essen Sie bitte noch mindestens zweimal pro Woche Seefisch. Der darf dann, wie im Falle des (Wild-)Lachses oder der Makrele, ruhig ein bisschen fetter sein.

Hier eine Übersicht, welche Fettsäuren (einfach und mehrfach ungesättigte Fettsäuren) wo enthalten sind:

Öle mit überwiegend einfach ungesättigten Fettsäuren
Rapsöl (56 Prozent)
Olivenöl (74 Prozent)

Öle mit überwiegend mehrfach ungesättigten Fettsäuren
Kürbiskernöl (51 Prozent)
Maiskeimöl (53 Prozent)
Weizenkeimöl (62 Prozent – und der höchste Anteil an Vitamin E bei den Ölen!)
Sonnenblumenöl (63,5 Prozent)
Traubenkernöl (66 Prozent)
Walnussöl (71 Prozent)
Leinöl (72 Prozent)

Öle mit einer ausgewogenen Verteilung von einfach und mehrfach ungesättigten Fettsäuren
Sesamöl (42 bis 44 Prozent)
Rapsöl (56 bis 31 Prozent)
Sonnenblumenöl (24 bis 63,5 Prozent)

Fischfett: Prädikat »besonders wertvoll«
Fischfett, das einen Anteil von 30 Prozent langkettiger Omega-3- und Omega-6-Fettsäuren hat, ist besonders gesund. Träger dieser Fischfette sind Kaltwasser-Räuber wie Lachs (rohen Lachs vorziehen, also zum Beispiel Graved Lachs essen), Hering, Sardine oder Makrele.

Fette wie Rache genießen: KALT!
Die Bezeichnung einfach beziehungsweise mehrfach ungesättigte Fettsäuren bezieht sich auf die Molekularstruktur der Fettsäuren. Je ungesättigter eine molekulare Verbindung, um so instabiler ist sie. Das zeigt sich an der Konsistenz von Fetten: Schweinespeck ist gesättigt und hart. Olivenöl dagegen ist flüssig.

Durch das Erhitzen werden Moleküle in eine höhere Energiestufe gebracht und beginnen, mit dem Sauerstoff und mit anderen chemischen Elementen zu reagieren.

Das Wertvolle am Fett geht hier zum großen Teil verloren.

Für Reaktionen mit Sauerstoff muss man Fett übrigens nicht einmal erhitzen: Das Ranzigwerden ist auch nichts anderes als eine Reaktion mit Sauerstoff.

Deswegen: Kaufen Sie kleine Mengen ein (die verbrauchen Sie schneller), und lagern Sie diese luftdicht, dunkel und kühl (am besten im Kühlschrank). Dann ist die Reaktionsbereitschaft am Geringsten. Und widerstehen Sie der Versuchung, sich aus Ihrem Urlaub einen 20-Liter-Kanister Olivenöl mitzunehmen.

Wie viel Fett pro Tag?
Pro Tag sollte eine Frau, die abnehmen will, nicht mehr als 30 Gramm Fett zu sich nehmen. Diese Menge ist mit drei Esslöffeln Olivenöl bereits überschritten.

Selbst wenn Sie ein Brötchen dünn (!) mit Butter bestreichen, liegen Sie selten unter 15 Gramm Butter. Und dieses Fett ist gesättigt und deshalb für Ihren Organismus nicht nützlich. (Erinnern Sie sich: Gesättigte Fette haben Sie schon genügend selbst!)

Bitte merken!
1 Hand voll Sonnenblumenkerne (frisch) oder Haselnüsse ist ein Tagesbedarf.

2 Esslöffel Olivenöl, Weizenkeimöl oder Rapsöl ist ein Tagesbedarf.

200 Gramm Lachs ist ein Tagesbedarf.

Denn auch »gesunde« Fette haben 9 kcal pro Gramm und belasten Ihre Kalorienbilanz. Sie tragen aber, im Gegensatz zu gesättigten Fetten, nicht zur Bildung von Arteriosklerose bei (häufige Ursache von Herzinfarkten und Schlaganfällen). Dennoch machen sie dick.

Also: Genießen Sie diese Fette regelmäßig, aber in homöopathischen Dosen.

Widerstehen Sie auch der Versuchung, JEDES Fett rigoros wegzulassen. Einige Fette sind (siehe oben) essentiell, also LEBENSNOTWENDIG!

Wenn Sie übertreiben, werden Sie nach etwa acht Wochen von regelrechten Fressattacken geplagt, die durch nichts zu befriedigen sind. Ihr Körper schickt Sie dann nämlich auf die Suche nach essentiellen Fetten – und weil Sie ja stur kein Fett essen, plagt er sie weiter.

Mit einer Scheibe Brot mit Margarine und einer Scheibe Lachs ist die Fressgier wie weggeblasen. Also schön auf dem Teppich bleiben und nicht so übertreiben!

»Somatische Intelligenz«

Wenn der Körper Sie auf die Suche nach bestimmten Lebensmitteln schickt, spricht man von somatischer Intelligenz (Soma = Körper, Organ). So gibt es Kinder in den USA, die grüne Kreide aßen. Und dann stellte sich heraus, dass in dem Landstrich, in dem diese Kinder lebten, Chrom fehlte – Chrom, das reichlich in der grünen Kreide enthalten war.

Neulich las ich den Artikel eines Internisten und Ernährungsmediziners, der meinte, es sei in keiner Studie nachgewiesen, dass Leute, denen essentielle Fette fehlten, Fressattacken bekämen. Mag ja sein, dass es keine Studien dazu gibt. Aber wenn bei uns immer wieder solche Anfragen kommen und wir mit der Empfehlung »Iss ein Margarinebrot mit Lachs« das Problem beheben, dann neige ich dazu, an den Studien zu zweifeln – und nicht am Sachverhalt selbst.

Zu Studien müssen Sie einfach Folgendes wissen: Studien werden in aller Regel von der Industrie in Auftrag gegeben. Und Studien sind wirklich teuer. Im Vorfeld einer Studie wird festgelegt, wie groß die Fallzahl, also die Anzahl der Teilnehmer, sein soll. Dann legt man ein Raster an, wie diese Teilnehmer beschaffen sein sollen: Männlich, weiblich, Alter, Größe, Gewicht usw. – in Marketingstudien ist es das Haushaltsnettoeinkommen, der Bildungsstand oder die Anzahl der Kinder. Dieses Raster ist abhängig davon, was man eigentlich wissenschaftlich untermauern will. Der Witz dabei ist: Man weiß ja im VORFELD, was man als Ergebnis bräuchte. Also werden Studien schon mal so angelegt, dass der Auftraggeber (der, der das Ganze bezahlt) eine entsprechend brauchbare Antwort bekommt.

Aber selbst wenn alles ganz seriös zugeht:

Je höher die Fallzahl, umso höher die Kosten – also nehmen wir wenig Leute. Je größer die geographische Verteilung der Probanden, umso höher die Kosten – also engagieren wir sie aus dem Einzugsgebiet des Labors.

Schaut man sich bei Ernährungsstudien die Fallzahlen und die Testpersonen an, dann trifft man im Extremfall auf Ergebnisse, die sich auf die Untersuchung von 5 (ganz geringe Fallzahl) **männlichen** (schnellerer Stoffwechsel als Frauen, andere Fettdepots, andere Fettverbrennung) **Studenten** (Alter zwischen 20 und 25 Jahren) beziehen. Und die dabei herauskommenden Ergebnisse werden dann veröffentlicht unter der Schlagzeile: »Fettkonsum für Körpergewicht nur bedingt relevant.«

Bevor Sie also bei der nächsten Schlagzeile (wie »MCT-das Fett, das nicht dick macht«) sofort zum Einkaufen rennen, um sich mit dem neuen Wundermittel einzu-decken, gehen Sie dieser Trommelei erst einmal auf den Grund. Sie werden sehr oft feststellen, dass manche Zei-tungen lieber eine knackige Headline abdrucken (die am Sachverhalt vorbeigeht), als das Kleingedruckte in den Studien – die Einschränkungen, Ausnahmen und Beson-derheiten – im Interesse der Leser richtig darzustellen.

Der LOW FETT 30-Einkaufszettel

Nachdem Sie Ihre Vorratskammer und den Kühlschrank aus-gemistet haben, sollten Sie sich Gedanken über Ihren nächsten Einkauf machen.

Die Grundnahrungsmittel, die Planung nach Haltbarkeits-datum bei frischen Sachen und das Austauschprogramm haben wir erläutert.

Fangen wir also an, Ihren nächsten Einkauf, Ihren ersten LOW FETT 30-Einkauf, zu planen.

Für die meisten Rezepte, die wir entwickeln, benötigen Sie folgende Grundnahrungsmittel:

Ihr Einkaufszettel	
Frühstück	Vollwertbrot (ohne Nüsse und Samen) Müsli (Vorsicht: Nur LOW FETT 30-Müsli kaufen!) 1,5 %ige Milch Magerjoghurt (der cremige schmeckt meist besser)

Frühstück	Magerquark (natur plus frisches Obst ist gesünder als gezuckerte Varianten) frisches Obst (Melonen, Äpfel, Orangen, Mandarinen, Pflaumen, Beeren, Feigen, Birnen usw.)
Hauptgerichte	Reis, Nudeln, Kartoffeln Tiefkühl-Pommes (Backofen) Salat und Gemüse (frisch) Tiefkühlgemüse passierte Tomaten Tomatenmark Saucenbinder Suppengemüse (frisch, raspeln, einfrieren – gut zum Saucenbinden) Filetfleisch Wild Geflügel ohne Haut Fisch und Meeresfrüchte Zwiebeln, Knoblauch und sonstige Gewürze TK-Kräuter
Fertiggerichte zum Aufpeppen	Achtung: NUR LOW FETT 30-Varianten einkaufen: Pizza und Pizza-Baguette – einfach ein paar andere geeignete Produkte dazugeben LOW FETT 30-Suppen – plus frisches Gemüse, Zwiebelwürfel, Schnittlauch Tiefkühlgerichte – frisches Gemüse zugeben, pikant würzen fertige Risotti (auch Tütengerichte) – mit frischem Gemüse aufrüsten Gnocchi – plus Gemüse, Filetfleisch
Abendessen	Brot Tomatenmark, Senf gekochter Schinken, Putenbrust oder Lachsschinken Thunfisch in Wasser Salat Gewürzgurken

Abendessen	geräucherte Forelle fertige Suppen SCHIPPS (zum Knabbern) Salzstangen
Süßigkeiten, süße Snacks	Solero Exotic Eis Tiefkühl-Obstkuchen (bofrost) Blaubeer-Pfannkuchen (TK/bofrost) Piasten Schokolinsen After Eight Super-Dickmanns (die großen, nicht die Minis) Smarties (die großen) selbst gemachte Muffins (einzelne Stücke einfrieren) selbst gemachter Kuchen (einzelne Stücke einfrieren)
Für den WOK	Zitronengras (frisch kaufen, in Stücken einfrieren) Zitronenblätter (einfrieren) Ingwer (geschält, in Stücken einfrieren) Galgant (geschält, in Stücken einfrieren) grünes/rotes Curry Sojasauce (normal und süß) Fischsauce Hühnchenfilets (TK) Scampis (TK)

Wenn Sie diese Produkte im Haus haben, sind Sie für alle Eventualitäten gerüstet – inklusive der, dass Freunde unerwartet zu Besuch kommen und ziemlich hungrig aussehen.

Die LOW FETT 30-Kücheneinrichtung

Eine gute Küche ist Gold wert. Denn Sie sollen sich wieder gerne mit Essen beschäftigen. Und abends etwas zaubern, nach dem Job, macht nur Spaß, wenn man sich dabei entspannen kann. Und entspannen beim Kochen geht am besten, wenn Sie über gutes Kochgeschirr, einen vernünftigen Herd (mit Heißluft und Grill), vielleicht noch einen Wok, Gewürze, gute Messer, Schneidbrettchen und natürlich genügend Vorräte verfügen.

Ein Tiefkühler (No-frost-Technologie) ist ideal. Auch wenn Sie Single sind oder nur einen Zwei-Personen-Haushalt führen: Ein guter, großer Tiefkühler erspart Ihnen Wege und hat immer dann etwas für Sie zu essen, wenn Sie keine Lust zum Kochen, aber Hunger haben. Bevor Sie den Pizzaservice anrufen oder in der Pommesbude vorbeihuschen, machen Sie sich besser etwas aus dem Tiefkühler fertig.

Besonders bewährt sich in der fettarmen Küche ein Dämpfeinsatz für Gemüse (z. B. aus Bast, oder aus Metall) und der »Zauberstab«, ein Hand-Pürierstab. Aus Fonds mit geschmortem Gemüse zaubert er in Sekundenschnelle eine sämige Sauce. Eine Salatschleuder, ein paar Messbecher und eine Küchenwaage sollten ebenfalls nicht fehlen.

Abends für den nächsten Tag vorbereiten

In unserem Rezeptteil haben wir fertige Rezepte für Sie, damit Sie Gerichte, die Sie am Abend gekocht haben, abändern und dann kalt mit ins Büro nehmen können. Einige sind auch zum Aufwärmen in der Mikrowelle.

Simple Dinge wie Reis oder Nudeln kann man locker für den nächsten Tag mitkochen, um dann einfach einen entsprechenden Reis- oder Nudelsalat mitzunehmen. Dazu benötigen Sie nur wieder die oben aufgeführten Grundzutaten, die Sie beliebig miteinander kombinieren können. Wenn Sie gerne Thunfisch mögen und Kapern auch, dann geben Sie beides zum Reis – fertig ist der Thunfisch-Kapern-Reissalat. Nudelsalat mit Schinken und Erbsen? Kein Problem: Joghurt mit Balsamico-Essig mischen und mit Salz und Pfeffer würzen, Schinken in Streifen schneiden, Erbsen dazu – alles über die Nudeln, dreimal umrühren, fertig.

Der Witz ist: Es schmeckt auch kalt total lecker, weil in aller Regel das viele Fett daran schuld war, dass Sie kalte Gerichte immer irgendwie komisch fanden. Klar, so dicke Fettbrocken zwischen den sonstigen Zutaten machen keinen an. Die reinen Zutaten dagegen, lecker kombiniert, sind ein Gedicht.

Ein toller Nebeneffekt: Nie mehr Pfannen schrubben

Ganz viele LOW FETT 30-Teilnehmer freuen sich über einen witzigen Nebeneffekt der fettarmen Küche: Pfannen und Töpfe sind ruck, zuck sauber. Meist reicht es, sie nach dem Kochen einfach kurz unters Wasser zu halten. Fertig. Kein Schrubben und Scheuern mehr, keine angeklebten Reste. So macht Kochen noch viel mehr Spaß.

Sie können die witzigsten Kombinationen machen: Wenn Sie die einzelnen Zutaten mögen und nicht völlig danebengreifen, dann schmeckt in aller Regel auch die Kombination dieser Zutaten gut. Probieren Sie es einfach mal aus.

Delikatesssalate – Brotaufstriche
Falls Sie »nur« ein Brot für unterwegs mitnehmen wollen, können Sie optische und geschmackliche Anleihen bei den gängigen Mitnehm-Sandwiches nehmen, die man mittlerweile in jeder Tankstelle findet: Weißbrot (das amerikanische Riesen-Toastbrot), eine Sandwichsauce aus Joghurt mit Balsamico und geraspeltem Gemüse (mit dem Zauberstab mixen, dann wird sie schön sämig), Putenbrust oder Lachs, Hühnchenfilet oder Roastbeef plus Salat, noch einmal einen Löffel Senf verstreichen, und alles schön nett als Sandwich einpacken und mitnehmen.

Geht prima. Und ist LOW FETT 30.

Falls Sie zu den erklärten Naschkatzen gehören, dann backen Sie doch mal am Wochenende einen Schwung Muffins, und frieren Sie alle einzeln ein. Jeden Tag nehmen Sie sich zwei mit ins Büro: einen für den Vormittagskaffee, einen nach dem Essen. Oder mit ins Auto. Für zwischendurch, wenn Sie zwischen zwei Kundenterminen wenig Zeit haben. Dazu noch ein paar geschälte Möhren, eine Gurke in Stücken, zwei Äpfel dazu. Wenn Sie dann noch hungrig sein sollten, können Sie sich ja noch unterwegs einen Müsliriegel besorgen.

Sie müssen einfach nur ein bisschen aus Ihrem Trott ausscheren. Es gibt unzählige Möglichkeiten – man muss das Ganze lediglich üben. Satt werden Sie immer. Und dieses Essen wird Ihnen viel besser gefallen als das langweilige Angebot, das man Ihnen in Fastfood-Restaurants, in vielen Kantinen und bei den anderen gängigen Futter-Buden vorsetzt. Vom Nebeneffekt, dass Sie abnehmen, einmal ganz abgesehen.

Trinken, aber richtig

Trinken ist wichtig. Der Körper braucht Flüssigkeit, und zwar in Form von Wasser. Zellen können ohne ausreichende Wasserzufuhr nicht richtig arbeiten, der Stoffwechsel liegt brach. Häufig merken wir erst bei brennendem Durst, dass wir mal wieder nicht an genügend Wasser gedacht haben. Auch Menschen, die von Kopfschmerzen geplagt werden, könnten das verbessern, wenn sie einfach nur mehr Wasser trinken würden.

Kaffee ist kein Ersatz für reines Wasser. Ob Sie sich für die Blubber-Varianten oder für stilles Wasser entscheiden, das Trinken ist eine Frage der Übung. Wasser ist das natürlichste Getränk der Welt. Wir haben uns bloß dummerweise an Cola, Limo, Bier, Wein, Kaffee, Tee und Säfte gewöhnt. Das kann man sich aber auch gut wieder abgewöhnen.

Saftschorlen sind ein guter Einstieg für Wasser-Abstinenzler. Aber mit jeder Saftschorle nehmen Sie auch ein gepflegtes Maß an leeren Kalorien zu sich.
2 Liter Wasser täglich sollten es schon sein.

Damit Sie das auch schaffen, gewöhnen Sie sich einfach an, überall, wo Sie sich öfter aufhalten, eine Flasche mit Wasser hinzustellen: an den Schreibtisch, an den PC, ins Auto, in die Küche, ans Bett, zu den Sportsachen. Und jedes Mal, wenn Sie die Flasche bewusst sehen, trinken Sie daraus.

Dass Sie häufiger »für kleine Tiger« gehen müssen, bleibt nicht aus, aber das spült die Nieren und für den Stoffwechsel, das Entgiften des Körpers, ist es ideal.

Sie werden seltener Kopfschmerzen haben. Versprochen. Magenprobleme werden weniger, denn die Magensäure wird verdünnt (in diesem Fall aber unbedingt stilles Wasser nehmen!). Ihre Haut wird elastischer und klarer werden.

Alkohol und LOW FETT 30

Nein, Alkohol hat kein Fett. Alkohol hat lediglich 7 leere kcal pro Gramm. Ein Schoppen Wein liefert Ihnen also 30 Gramm Alkohol und 350 leere Kalorien, blockiert für Stunden Ihre Leber, und Autofahren wird auch problematisch. Bier ist, was die Kalorien angeht, noch schlimmer: Es ist das reinste Mastfutter. Wenn Sie abnehmen wollen, dann streichen Sie Bier aus Ihrem Speiseplan. Das gilt auch für alkoholfreies Bier. Auch das hat rund 70 kcal pro 100 Gramm. Eine Flasche davon liefert Ihnen 350 kcal – dafür könnten Sie auch gut eine Scheibe Brot mit Schinken plus einen Joghurt und noch einen Apfel essen. Lohnt sich das, das Bier?

Wenn Sie in Gesellschaft sind und auf das Glas Wein zum Essen nicht verzichten wollen (was auch nachzuvollziehen ist), dann buchen Sie das einfach unter »Orgie«, schließlich machen Sie LOW FETT 30 – und nicht einen Fernkurs zum Asketen.

Wenn aller Anfang schwer fällt ... hilft die Gruppe

Falls Sie den Einstieg – trotz Lektüre von Büchern und Besuch der Internetseiten – in die LOW FETT 30-Ernährung nicht so richtig finden, haben wir noch ein Ass im Ärmel: Von LOW FETT 30 gibt es bundesweit mehr als 100 Abnehmgruppen, wo Sie sich bei wöchentlichen Treffs Rat und Unterstützung, Motivation und Informationsaustausch holen können. Sie bekommen alle Grundlagen in einem 12-wöchigen Basiskurs von erfahrenen Trainern vermittelt. Und wenn es mal nicht so gut läuft, werden Sie hier auch von der Gruppe aufgefangen.

Zum Kursprogramm der LOW FETT 30-Trainings-GmbH gehören 12 Broschüren über Ernährung und Bewegung, es gibt Wochenpläne, Tagespläne, eine Kundenkarte, auf der Sie Ihre persönlichen Fortschritte dokumentieren können, umfangreiche Lebensmittellisten und hautnah alle Neuerungen rund um das LOW FETT 30-Projekt.

Unter www.lowfett.de finden Sie die Adressen und Termine der Gruppen, und falls es noch keine Gruppe in Ihrer Nähe gibt, können Sie den Kurs mit allen Unterlagen auch als Fernkurs buchen. Die Beratung dazu gibt es dann online oder per Telefon.

LOW FETT 30 – die Bewegung

Bevor Sie jetzt enttäuscht das Buch zuklappen, gleich vorneweg: Es geht auch ohne Bewegungsprogramm, aber MIT Bewegungsprogramm geht es viel schneller, viel leichter und vor allem: viel wirkungsvoller. Denn wenn Sie sich bewegen, trainieren Sie Ihre Muskeln, durchbluten Ihre Haut, der Teint wird frisch und klar, die Haut verbessert sich, Sie fühlen sich unglaublich stark und agil. Die Proportionen werden besser, der Bauch verschwindet, die Oberschenkel straffen sich, der Popo bekommt Apfelbäckchen und die gesamte Ausstrahlung wird elastisch, dynamisch.

Es lohnt sich also. Denn Gewicht alleine ist nichts alles.

Wer sich regt, der fühlt sich super

Nehmen Sie mal die beiden Klitschko-Brüder (ja, genau, die Boxer). Bei zwei Meter Größe wiegen jeder etwas mehr als 100 Kilo. Eigentlich gerade mal so eben noch Normalgewicht. Doch der hohe Muskelanteil sorgt dafür, dass die beiden aussehen, wie aus Marmor gemeißelt. Die Verteilung von Fettanteil und Muskeln macht das: Muskeln wiegen mehr als Fett. Und gut geformte Muskeln zeichnen sich unter der Haut ab. Geben Kontur. Da ist nichts schwammig oder schlaff.

Umgekehrt: Es gibt superschlanke Menschen, die sehen nur nach Hungerhaken aus (z. B. Twiggy oder Kate Moss in ihren »besten« Zeiten): hohlwangig, energielos, ohne Power, blass und irgendwie krank. Was nützt es, 45 Kilo zu wiegen und dabei zu wirken, als ob man wieder belebt werden müsste.

Mit einem moderaten Bewegungsprogramm leben Sie rundherum auf. Ihr Stoffwechsel beschleunigt sich (ja, genau, das ist die Geschichte von oben rein und unten raus – wer sich bewegt, braucht keine Abführmittel), und Sie gewinnen täglich an Fitness dazu.

Wenn Sie heute mal so eben keuchend zwei Stockwerke zu Fuß die Treppe hochkommen, ist es nach ein paar Wochen Bewegungsprogramm schon der dritte Stock, den Sie locker erreichen. Und in einem Jahr? Fünf oder sechs Stockwerke hochzugehen, ohne dass die Lunge pfeift, ist doch eine Perspektive.

Mit weniger erreichen Sie mehr

Ein klares NEIN zum Leistungsaspekt beim Sport – wenn Sie untrainiert sind.

Entscheidend für Ihre Leistung ist Ihr Körper. Auch Untrainierte erbringen körperliche Leistungen: Gehen, stehen, sitzen sind alles körperliche Leistungen. Und die kann man steigern. Man kann lernen, länger und schneller zu gehen, man kann so trainieren, dass man schmerzfrei stehen und sitzen kann, man kann immer etwas verbessern. Egal, wo Sie sich heute leistungsmäßig befinden, die einzige Voraussetzung ist, dass Sie damit anfangen.

Keine Sorge, die Leistungsfähigkeit der anderen, der Jogger, Fitnesstrainer, Ihrer sportlichen Frau oder Ihres Fußball spielenden Sohnes ist nicht die Messlatte, sondern Ihre eigenen, höchstpersönlichen Möglichkeiten.

Und die können Sie immer und jederzeit verbessern – egal, auf welchem Level Sie sich derzeit befinden.

Hören Sie auf Ihren Körper

Ihr Körper hat ein wunderbares Mittel, um Ihnen zu zeigen, wo sich Ihre Leistungsgrenzen befinden: Ihr Puls. Je mehr Sie sich anstrengen, um zum Beispiel 500 Meter zu gehen, umso schneller wird Ihr Puls schlagen. Denn für eine körperliche Leistung benötigen Ihre Zellen Sauerstoff. Und das Blut transportiert diesen durch den Körper. Wenn Sie also viel Sauerstoff brauchen, pumpt Ihr Herz das Blut schneller durch Ihren Organismus. Und die Anzahl der Schläge pro Minute ist die Pulsfrequenz. Simpel. Muss man sich aber mal vor Augen führen.

Das heißt: Wenn Sie so viel tun, dass Sie noch genügend Sauerstoff in alle Ecken und Winkel Ihres Körpers pumpen, dann können Sie dabei immer noch durchatmen, ohne zu japsen. Eine Pulsuhr hilft Ihnen dabei, bestimmte Ober- und Untergrenzen nicht zu überschreiten.

Solche Pulsuhren bestehen aus einer Uhr, die aussieht wie jede andere Uhr auch, und einem Brustgurt, den Sie sich direkt unter dem Brustansatz auf die Haut schnallen. Hier sitzt ein Empfangsgerät, das die Impulse von Ihrem Körper auf die Uhr überträgt.

Wo exakt Ihre Ober- und Untergrenzen liegen, können Sie entweder bei einem Sportmediziner in einem Test ermitteln lassen, oder Sie besorgen sich eine POLAR-Pulsuhr mit der Funktion »own zone«, das heißt, Ihre individuelle Trainingszone wird vor dem Training ermittelt. Das kann – abhängig vom Wetter und Ihrer persönlichen Tagesform – schon um 10 bis 20 Schläge differieren. Von daher ist ein regelmäßiges Messen sinnvoller als ein einmaliger Test beim Arzt.

Alles, was Sie dann noch machen müssen, ist auf die Uhr zu achten, dass Sie die Grenzen nicht überschreiten (oder unterschreiten, zu langsam bringt ja auch nichts). Die Geräte sind aber so ausgelegt, dass Sie sich dabei nicht überfordern, dass

Ihr Puls im aeroben Bereich bleibt, also dem Bereich, in dem wirklich gewährleistet ist, dass Ihr Körper genügend Sauerstoff erhält.

Wer sich permanent überfordert (weil er anaerob trainiert), produziert Laktat, Milchsäure. Und übersäuert so von Training zu Training seinen Körper. Dass das nicht gesund ist, muss man nicht näher erläutern.

Ihr Ziel sollte es sein, bei jeder Trainingseinheit innerhalb der Grenzen zu bleiben. Je näher Sie sich an die oberen Werte herantasten, umso mehr Fett verbrennen Sie prozentual während Ihres Trainings pro Zeiteinheit. Je länger die Zeiteinheiten dauern, desto mehr Fett verbrennen Sie absolut.

Am praktischen Beispiel gezeigt, bedeutet das: Mit Walking im oberen aeroben Bereich verbrennen Sie mehr Fett als im unteren Bereich, und wenn Sie sich von 20 Minuten irgendwann auf 40 Minuten gesteigert haben, ist die Gesamtfettmenge, die Sie verbrennen, doppelt so hoch.

Noch vor ein paar Jahren hieß es, dass Fett erst nach 20 Minuten verbrannt wird. Das ist natürlich Unsinn. Sie verbrennen auch bei leichten Tätigkeiten immer auch ein bisschen Fett. Aber nach einigen Minuten körperlicher Aktivität beginnt der Zuckerspiegel im Blut zu sinken. Ihr Körper beginnt, sich nach alternativen Energien umzusehen, und wird in den Fettdepots fündig: Er baut Fett direkt ab. Wenn der Zuckerspiegel im Blut nach weiteren Minuten noch mehr gesunken ist, dann muss das Fett noch ein bisschen mehr dran glauben. Je länger Sie also am Ball bleiben, umso höher ist der prozentuale Anteil der Energie, die aus Fettdepots stammt – und je länger Sie trainieren, desto mehr Fett wird insgesamt im Rahmen der Bewegung abgebaut.

Das funktioniert schon sehr gut bei Pulsbereichen zwischen 120 und 140 Schlägen. Diese Angabe ist aber nur eine Richtlinie. Wie das bei Ihnen ganz persönlich ist, müssen Sie testen.

Je trainierter Sie sind und je mehr Ihr Körper gelernt hat, sich aus den Fettdepots zu bedienen, wenn er Energie braucht, umso länger können Sie am Stück trainieren. Aber irgendwann ist überall Ende: Deswegen futtern Marathonläufer während eines Rennens Bananen (füllt sofort wieder die Zuckerspeicher auf), und die Radrennprofis sehen Sie während eines Rennens an kleinen Tüten nuckeln, die ihnen in hochkonzentrierter Form auf die Schnelle 1000 kcal liefern.

Sie werden feststellen, dass bei Ihnen auch mit einem gewissen Training nach spätestens 1,5 Stunden Schluss ist: Pudding in den Knien, wackelige Beine.

Dann haben Sie einfach übertrieben. Sie sollen sich aber erst einmal bei der Bewegung wohl fühlen. Für die ersten vier Wochen reichen 20 bis 30 Minuten, am besten täglich. Für das darauf folgende nächste halbe Jahr steigern Sie sich tageweise auf 60 Minuten, wenn es Ihre Zeit – zum Beispiel am Wochenende – erlaubt. Während der Woche und bei normalem Pensum bleiben Sie einfach bei Ihren 30 Minuten. Irgendwann sind dann 1,5 Stunden auch kein Problem mehr, aber das ist nicht das Ziel.

Ziel ist es, durch regelmäßige, machbare Bewegung Ihre körperliche Leistungsfähigkeit und Ihre gute Laune zu steigern.

Sie werden feststellen, dass Sie schon nach wenigen Tagen eine Verbesserung Ihrer Kondition merken können. Sie werden sich viel besser fühlen. Und nach acht Wochen ist Ihnen das Bewegungsprogramm – die 30 Minuten täglich – in Fleisch und Blut übergegangen.

Mit Bewegung unterstützen Sie Ihren Organismus, Ihre Gesundheit, Ihre Figur, Ihre gute Laune und Ihre grauen Zellen. Es wäre schade, wenn Sie es nicht wenigstens versuchen würden.

Der Einstieg in die Bewegung

Freunden Sie sich mit Ihrem Körper einfach erst mal wieder an. Gehen Sie zum Walking, das ist das ausladende Gehen mit weiten Bewegungen, schneller als das Spazierengehen, aber noch lange nicht joggen.

Spannen Sie dabei die Muskeln an: am Popo, am Bauch, an den Oberschenkeln. Man sieht immer wieder nette Damen durch den Wald watscheln, schwatzend, mit Armbewegungen, als ob sie eine Dampflok imitieren würden – nein, nein, das meinen wir nicht. Sie müssen Ihre Muskeln arbeiten lassen. Das Becken leicht nach vorne kippen, Bauch rein, Po anspannen – und los. Dann sind alle Muskeln ab dem Brustbein abwärts gefragt. Das strengt auch mehr an als die Enten-Version.

Das Ganze machen Sie – wenn Sie es zeitlich hinkriegen – dreimal pro Woche – erst einmal jeweils 20 Minuten. Sagen Sie nicht, dass Sie keine 40 Minuten (inklusive Umziehen) für sich haben. Das müssen Sie ändern. Planen Sie einfach diese 40 Minuten in Ihrem Terminkalender fest ein. Private Treffen nach dem Job einfach um 40 Minuten verschieben.

Nach einer Weile werden Sie die 20 Minuten Bewegung nicht mehr effizient genug für sich finden. Dann hängen Sie doch unterwegs noch eine Schleife dran.

Richtig ist es, wenn Sie am ganzen Körper gleichmäßig schwitzen, und Sie dabei noch reden können. Aber Vorsicht: Wer zu viel quatscht, wird automatisch langsamer. Deswegen: Sie gehen walken – genießen Sie die Natur, und halten Sie das ausführliche Schwätzchen mit Ihrem Walking-Partner lieber anschließend am Auto bei einer Flasche Wasser.

Walking eignet sich hervorragend für Berufstätige, denn Sie können auch abends noch im Wohngebiet losgehen, auch wenn Sie geschäftlich unterwegs sind (nehmen Sie sicherheitshalber in fremden Städten Ihr Handy mit, falls Sie sich verlaufen!).

Sie sind schon sportlich und aktiv?

Na gut, dann joggen Sie eben. Aber joggen Sie NICHT, wenn Ihr BMI (Body Mass Index – können Sie auch auf unseren Internet-Seiten ausrechnen) größer als 28 ist. Dann sind Sie für Ihre Körpergröße einfach noch zu schwer und erweisen Ihren Gelenken damit einen Bärendienst.

Fahrrad fahren

Der Vorteil beim Fahrrad ist, dass es die Last Ihres Gewichts trägt – und Sie so Ihre Gelenke schonen. Natürlich kann man auch mit einem gemütlichen Hollandrad fahren, aber ein sportliches Rad macht einfach viel mehr Laune. Und die ist auch wichtig: Sie sollen SPASS haben. Es soll sich super anfühlen. Sie sollen bei der Bewegung breit grinsen, dann machen Sie es richtig.

Ein *Heimtrainingsgerät*, also das berühmte Trimmrad, hat ja einigen unserer »lebenden Beispiele« gut geholfen. Das ist eine Frage der Disziplin, nicht mehr und nicht weniger.

Wenn Sie gerne fernsehen (und Zeit dazu haben), dann setzen Sie sich doch vor dem Fernseher aufs Trimmrad, und radeln Sie, während »Schwester Stefanie«, »Kommissar Schimanski« oder »Sex and the City« über die Mattscheibe flimmern. Vorsicht, dass Sie vor lauter Filmgucken nicht immer langsamer werden. Deswegen gerade beim Fernsehen unbedingt eine Pulsuhr tragen, die zu piepen anfängt, wenn Sie eine bestimmte Pulsfrequenz unterschreiten oder überschreiten (aber das passiert vor dem Fernseher eigentlich nie).

Reißen Sie beim Trimmen die Fenster auf (ziehen Sie sich lieber dicker an), denn Sie benötigen beim Sport Sauerstoff, und in einer normalen Wohnung ist der schnell verbraucht, wenn Sie bei geschlossenen Fenstern sportlich auf einem Rad strampeln.

Das mit dem Heimtrainer ist natürlich schwierig, wenn Sie beruflich unterwegs sind (außer Ihr Hotel hat einen Fitnessbereich) aber Laufschuhe und Sportbekleidung können Sie immer mitnehmen (wenn Sie mit dem Auto unterwegs sind).

Schwimmen

Schwimmen gilt derzeit als die schonendste Sportvariante. Falls Sie »Kacheln zählen«, also Bahn rauf, Bahn runter, nicht so spannend finden, fragen Sie in Ihrem Bad mal nach Aqua-Fitness-Kursen. Aqua-Fitness ist hervorragend für die Gelenke. Und falls Sie sich wegen Ihrer Figur genieren: Im Wasser sieht man das nicht. Da sieht man nur Köpfe. Bis zum Beckenrand können Sie sich ja mit einem Bademantel tarnen.

Tennis

Ganz ehrlich? Das ist nichts für Übergewichtige. Außer Sie spielen so, dass Sie wenig stoppen, drehen und spurten. Das ist dann aber wieder kein vernünftiges Tennis – und Ihr Partner wird auch nicht gerade begeistert sein. Alle Sportarten mit abrupten Bewegungen, Sprüngen oder plötzlichen Stopps (also alle Ballsportarten außer Golf, Joggen oder klassischer Tanz) beziehungsweise alle Sportarten mit erhöhtem Verletzungsrisiko (Inlineskaten) oder starker Gelenkbelastung (Kampfsport, Skifahren, Snowboarden) sind nichts für übergewichtige Einsteiger. Wenn die Knie wehtun, macht Sport einfach keinen Spaß, das Gleiche gilt für gestauchte Handgelenke und gezerrte Schultern.

Gleichmäßige, vorhersehbare, gleitende Bewegungen bei längerer Dauer dagegen sind optimal. Und daraus ergibt sich eine ansehnliche Liste geeigneter Sportarten:

Walking

Skilanglauf

Aqua-Gymnastik

Schwimmen
Bauch-Oberschenkel-Po-Training (Fitnessstudio)
Stretching (Fitnessstudio)
Rückenfitness (Fitnessstudio)
Yoga/Pilates
Rad fahren
Fitnessgeräte

Übrigens: Auch flottes Staubsaugen und Putzen (länger als 20 Minuten am Stück) bei fetziger Musik ist geeignet, um Ihre Kondition zu steigern. Sie müssen nur darauf achten, dass Sie nicht immer nur mit dem rechten oder linken Arm etwas tun, sondern auch einmal die Seiten wechseln.

Im Job ist nicht alles umzusetzen. Wer viel unterwegs ist, für den rentiert sich häufig nicht mal eine Fitnessstudio-Mitgliedschaft (außer er ist Single und geht auf jeden Fall schon einmal Samstag und Sonntag in die Mucki-Bude). Aber auch wenn Sie nur zwei Abende während der Woche zum Walking kommen und dazu am Wochenende mit Ihrem Partner Fahrrad fahren und schwimmen gehen, tun Sie eine Menge für Ihre Fitness.

Bewegung ist der Gesundheitsfaktor Nr. 1

Angeblich ist fehlende Bewegung schlimmer für den Organismus als Rauchen (na ja, deswegen müssen Sie sich nicht gleich eine anstecken). Und (bis zu 20 Prozent) Übergewicht wird nicht so schwer wiegend bewertet, wenn man sich regelmäßig bewegt und einen Fitnesslevel besser als »ausreichend« hält.

Teil 2

Rezepte

Zu den Rezepten

Nun geht's an den Rezeptteil. Keine Sorge: Unsere Rezepte sind wirklich kinderleicht. Jeder kann damit kochen. Viele haben mit LOW FETT 30 erst kochen gelernt.

Die Küchenausrüstung haben wir schon besprochen, hier jetzt nur noch ein paar grundsätzliche Infos dazu, damit Sie sich leichter tun:

Die Nährwerte aller Rezepte sind von uns berechnet worden. Die Nährwerte-Angaben beziehen sich auf jeweils eine Portion. Die Anzahl der Portionen ersehen Sie aus dem Rezept selbst.

Normalerweise sind die Portionen großzügig bemessen. Falls Sie dennoch nicht satt werden sollten: Essen Sie sich satt. Sie sollen nicht hungern. Dann machen Sie aus vier Portionen eben nur drei.

Die Kohlenhydratangaben sind für diejenigen gedacht, die das Abnehmprogramm von FormMed oder BCM durchführen beziehungsweise für die Anhänger von LowCarb (ein Programm, bei dem die Kohlenhydratzufuhr begrenzt wird, das sich aber auch mit LOW FETT 30 kombinieren lässt).

Zur Info
Ein Ei ist immer ein M-Ei (ehemals Gewichtsklasse 4).
Ein EL Öl entspricht 10 Gramm Öl.
Ein TL Öl wird mit 5 Gramm berechnet.
kcal bedeutet Kilokalorien.
F.i.Tr. heißt »Fett in Trockenmasse«.
Den Rest kennen Sie gewiss.

Viel Spaß beim Nachkochen!

Snacks zum Mitnehmen

Baguette mit Hähnchen und Pfirsichspalten

Für 1 Portion
Pro Portion: 485 kcal, 6 g Fett, 11,7 % Fettkalorien,
65 g Kohlenhydrate
Zubereitungszeit: ca. 15 Minuten

2 Pfirsichhälften aus der Dose
1 Roggenbaguette-Brötchen
50 g Buttermilchfrischkäse
2 Blätter Eisbergsalat
100 g gegartes Hähnchenbrustfilet in Scheiben
Pfeffer aus der Mühle
1 Prise Curry

Die gut abgetropften Pfirsichhälften in schräge Spalten schneiden. Roggenbaguette-Brötchen der Länge nach halbieren und mit Buttermilchfrischkäse bestreichen. Salatblätter waschen und trockentupfen. Auf die untere Brötchenhälfte ein Salatblatt legen. Hähnchenbrustscheiben etwas aufrollen und abwechselnd mit den Pfirsichspalten auf dem Salat verteilen, einen Hauch Pfeffer und Curry darüber streuen. Mit dem restlichen Salatblatt und der oberen Brötchenhälfte abdecken.

Brottaschen mit Hähnchenbrust

Für 1 Portion
Pro Portion: 420 kcal, 3 g Fett, 6,4 % Fettkalorien,
64 g Kohlenhydrate
Zubereitungszeit: ca. 5 Minuten

¼ Fladenbrot (250 g oder ⅛ von 500 g)
4 Blatt Eisbergsalat
75 g gegarte Hähnchenbrust in Scheiben
100 g Obst, zum Beispiel Pfirsich, Mandarinen
50 g Quark
1 TL Mineralwasser
1 TL weißer Balsamicoessig
Salz, Pfeffer
1 TL TK-Kräuter nach Geschmack

In die Fladenbrotviertel eine Tasche schneiden. Eisbergsalat klein zupfen, Hähnchenbrust in Streifen, Obst in Spalten oder Stücke schneiden. Quark mit Mineralwasser, Essig, Salz, Pfeffer und Kräutern würzen. Abschmecken. Das Fladenbrot mit allen Zutaten füllen.

TIPP

Das Brot in Frischhaltefolie einschlagen, den Salat, das Fleisch und das Obst in eine Frischhaltedose geben, den Quark in eine extra Dose füllen. Am Arbeitsplatz die vorbereiteten Zutaten in die Brottasche füllen.

Fladenbrot mit Thunfisch und Käse

Für 1 Portion
Pro Portion: 412 kcal, 6 g Fett, 13,1 % Fettkalorien,
48 g Kohlenhydrate
Zubereitungszeit: ca. 5 Minuten

¼ Fladenbrot (250 g oder ⅛ von 500 g)
4 Blatt Eisbergsalat
75 g Thunfisch im eigenen Saft
1 Scheibe Käse (30% F.i.Tr.)
1 kleine Tomate
50 g Quark
1 TL Mineralwasser
1 TL weißer Balsamicoessig
1 TL Meerrettich
Salz, Pfeffer
1 TL Schnittlauchröllchen

In die Fladenbrotviertel eine Tasche schneiden. Eisbergsalat klein zupfen, Thunfisch zerpflücken, Käse in Stücke, Tomate in Scheiben schneiden. Quark mit Mineralwasser, Essig, Meerrettich, Salz, Pfeffer und der Hälfte der Schnittlauchröllchen würzen. Abschmecken. Das Fladenbrot mit allen Zutaten füllen.

TIPP
Das Brot in Frischhaltefolie einschlagen, Salat, Thunfisch, Käse und Tomate vorbereitet in eine Frischhaltedose geben und den Quark in eine extra Dose füllen. So kann alles sicher zum Arbeitsplatz transportiert werden, und das Brot weicht nicht durch.

Quarkbrötchen, herzhaft und süß

Für je 10 herzhafte und 10 süße Brötchen
Pro Stück herzhaft: 173 kcal, 4,7 g Fett, 24,5 % Fettkalorien,
19,3 g Kohlenhydrate
Pro Stück süß: 141,9 kcal, 1,85 g Fett, 11,7 % Fettkalorien,
26,7 g Kohlenhydrate
Zubereitungszeit: ca. 35 Minuten
Backzeit: ca. 20 Minuten

Für den Teig
250 g Quark
20 g Zucker
1 Prise Salz
500 g Mehl
1 ½ Päckchen Backpulver
3 EL Öl
75 ml Wasser
100 ml Milch (1,5% Fett)

Für die herzhafte Variante
150 g gekochter Schinken
ohne Fettrand
150 g Schmelzkäse, 25% F.i.Tr
Für die süße Variante
100 g Zucker
75 g Korinthen
Zum Bestreichen
Etwas Milch (1,5% Fett)

Alle Teigzutaten mit den Knethaken des Handrührgeräts verkneten. In der Zwischenzeit den Backofen auf 200 °C vorheizen. Den Teig halbieren. Die eine Hälfte des Teigs mit Schinken
und Käse vermengen, die andere mit den 100 Gramm Zucker
und den Korinthen. Den Teig jeweils zu einer Rolle drehen, in
10 gleiche Stücke schneiden und runde Brötchen daraus formen. Die Brötchen auf ein mit Backpapier ausgelegtes Backblech legen und mit Milch bestreichen. Im vorgeheizten
Backofen ca. 20 Minuten backen.

TIPP
Der Teig kann auch als Brot in einer Kastenform gebacken werden. Die Brötchen lassen sich gut einfrieren.

Schinken-Ananas-Baguette

Für 1 Portion
Pro Portion: 221 kcal, 3 g Fett, 10,8 % Fettkalorien,
37 g Kohlenhydrate
Zubereitungszeit: ca. 5 Minuten

1 Scheibe Ananas
1 TL Miracel-Whip-Balance
Currypulver
1 Baguette-Brötchen
1 Scheibe Saftschinken

Scheibe Ananas mit Miracel-Whip-Balance und Currypulver
pürieren. Baguette-Brötchen aufschneiden und mit dem Püree
bestreichen. Den Saftschinken obenauf legen. Das Brötchen in
Frischhaltefolie wickeln und kühl stellen.

Aprikosenkaltschale

Für 4 Portionen
Pro Portion: 150 kcal, <1 g Fett, 1 % Fettkalorien,
31 g Kohlenhydrate

500 g Aprikosen (aus der Dose)
1 Tasse Weißwein oder Saft
1 Tasse Saft
2 EL Zitronensaft
2 EL Zucker
1 TL Speisestärke

Aprikosen abgießen, den Saft auffangen und die Früchte pürieren. Wein, Saft, Zitronensaft, Zucker und Stärke in einen Topf geben und glatt rühren. Das Fruchtpüree dazugeben und unter Rühren kurz aufkochen lassen. In Schälchen füllen und erkalten lassen. Mit den übrigen Früchten garniert servieren.

TIPP
Die Kaltschale in vier Schüsseln mit fest schließendem Deckel füllen und tiefkühlen. Zum langsamen Auftauen am Vorabend in den Kühlschrank stellen.

Brotaufstriche

Frischkäse aus Joghurt

Portionen nach Belieben
500 ml Magermilchjoghurt
Gesamt: 195 kcal, 0,5 g Fett, 2,3 % Fettkalorien,
21 g Kohlenhydrate
oder
500 ml Joghurt (1,5% Fett)
Gesamt: 265 kcal, 7,5 g Fett, 25,5 % Fettkalorien,
21 g Kohlenhydrate
Zubereitungszeit: ca. 8 Stunden

Einen Durchschlag mit Küchenpapier auslegen und auf eine
Schüssel setzen. Den Joghurt hineingeben und bei Zimmer-
temperatur über Nacht stehen lassen. Die Flüssigkeit aus der
Schüssel wegschütten. Den Käse abgedeckt in den Kühlschrank
stellen.
Der Brotaufstrich wird wie Frischrahmkäse verwendet. Als
Aufstrich unter Marmelade wird der Frischkäse-Joghurt natur-
belassen, also nicht gewürzt oder gesüßt. Als pikanter Belag
oder Dip mit ½ TL Salz und nach Geschmack und Verwendung
mit Pfeffer und Kräutern würzen.

TIPP
Das Etikett des Joghurts gut durchlesen, es darf weder Gelatine
oder Stärke enthalten sein, sonst funktioniert es nicht!

Auberginen-Tomaten-Paste

Für 4 Portionen
Pro Portion: 206 kcal, 2 g Fett, 10,3 % Fettkalorien,
31 g Kohlenhydrate
Zubereitungszeit: ca. 10 Minuten
Backzeit: ca. 40 Minuten

2 Auberginen à 400 g
1 EL Zitronensaft
300 g Tomaten
1 kleine Zwiebel
1–2 Knoblauchzehen
Salz, Pfeffer, Cayennepfeffer
Frische Petersilie zum Bestreuen

Den Backofen auf 200 °C vorheizen. Die Auberginen auf dem
Rost im Backofen ca. 40 Minuten rösten, bis die Schalen trocken und rissig sind. Die Früchte in ein nasses Tuch einschlagen und 5 Minuten ruhen lassen. Jetzt die Haut mit einem
scharfen Messer abziehen und die Stielansätze entfernen. Die
Auberginen in Würfel schneiden und mit dem Zitronensaft
beträufeln. Die Tomaten überbrühen, abziehen und in Würfel
schneiden. Zwiebel und Knoblauch abziehen und fein hacken,
mit dem vorbereiteten Gemüse pürieren und mit den Gewürzen abschmecken.

TIPP

Die Auberginen-Tomaten-Paste schmeckt mit fein gehackter
Petersilie bestreut ausgezeichnet auf frischem Brot.

Harzer-Hacker

Für 2 Portionen
Pro Portion: 104 kcal, 1,3 g Fett, 11,3 % Fettkalorien,
2,5 g Kohlenhydrate
Zubereitungszeit: ca. 5 Minuten

1 Harzer-Käse à 125 g
1 kleine Zwiebel
1 TL Senf
3 EL Joghurt (1,5% Fett), abgetropft
Pfeffer aus der Mühle

Den Harzer und die abgezogene Zwiebel klein hacken und mit
Senf, Joghurt und Pfeffer vermengen.

TIPP
Schmeckt sehr gut auf frischem Vollkornbrot oder Roggenbrötchen.

Leberwurst-Ersatz Nr. 1

Für 4 Gläser
Pro Portion: 205 kcal, 6 g Fett, 26,5 % Fettkalorien,
14 g Kohlenhydrate
Zubereitungszeit: ca. 1 ¼ Stunde

350 g mageres Putenfleisch
1 Zwiebel
2 EL Öl
100 g klein gewürfeltes TK-Suppengrün
2 EL trockener Sherry
1 Brötchen vom Vortag, eingeweicht und ausgedrückt
Pfeffer, Salz
4 Gewürzmischungen nach Wahl, zum Beispiel Kräuter der
Provence, italienische Kräutermischung, Rosmarin (1 Zweig)
oder Sambal oelek

4 Gläschen, je 150 ml Inhalt und mit Twist-off-Deckel, heiß
ausgespült

Das Fleisch klein schneiden und die geschälte Zwiebel klein würfeln. In einer Pfanne 1 EL Öl erhitzen und Fleisch und Zwiebeln rasch darin anbraten. Herausnehmen und beiseite stellen. Das Suppengrün in derselben Pfanne mit dem restlichen Öl anbraten und mit Sherry ablöschen. Fleisch, Gemüse und das ausgedrückte Brötchen durch das feine Sieb des Fleischwolfs drehen oder mit dem Blitzhacker fein zerkleinern. Die Masse sehr kräftig mit Salz und Pfeffer würzen. Den Backofen auf 200 C° (Umluft 180 C°) vorheizen.
Die Fleischmasse vierteln und je ein Viertel anders würzen (Beispiele siehe Zutaten). Die Mischungen in die Gläschen verteilen und glatt streichen. Einen Bräter 3 cm hoch mit Wasser

füllen, die offenen Gläschen hineinstellen und 1 Stunde garen. Danach die Gläser sofort verschließen.

TIPP
Gut verschlossen, kann die Streichwurst bis zu 3 Wochen im Kühlschrank aufbewahrt werden.

Leberwurst-Ersatz Nr. 2

Für 6 Gläser
Pro Portion: 93 kcal, 2,5 g Fett, 24 % Fettkalorien,
3 g Kohlenhydrate
Zubereitungszeit: ca. 1 ¼ Stunde

350 g Putenschnitzel	*Pfeffer, Salz*
2 Zwiebeln	*Majoran*
100 g klein gewürfeltes	*2 EL Paniermehl*
TK-Suppengrün	*1 TL Öl*

6 Gläschen, je 100 ml Inhalt und mit
Twist-off-Deckel, heiß ausgespült

Die Putenschnitzel kurz in der Pfanne in etwas Wasser durchgaren. Inzwischen die Zwiebeln schälen und klein würfeln. Das Fleisch aus der Pfanne nehmen. Zwiebeln und Suppengrün in derselben Pfanne dünsten, bis das Wasser eingekocht ist. Das Fleisch grob würfeln und mit dem Gemüse zusammen in der Moulinette oder dem Fleischwolf ganz fein zerkleinern. Die Masse mit Salz, Pfeffer und Majoran würzen. Paniermehl und Öl hinzufügen und alles gut verkneten. In die Gläser füllen und diese offen in einen Topf mit ca. 3 cm Wasser stellen. Den Deckel fest auf den Kochtopf legen und die Gläschen 1 Stunde im Wasserbad köcheln lassen. Dann die heißen Gläser sofort mit den Twist-off-Deckeln verschließen.

TIPP

Gut verschlossen, kann der Brotaufstrich bis zu 3 Wochen im Kühlschrank aufbewahrt werden. Den Geschmack der »Leberwurst« kann man durch die Zugabe verschiedener Gewürze und Kräuter oder Knoblauch verändern.

Möhrencreme mit Schnittlauchröllchen

Für 2 Portionen
Pro Portion: 41 kcal, 0 g Fett, 4,7% Fettkalorien,
2,5 g Kohlenhydrate
Zubereitungszeit: ca. 10 Minuten

100 g Möhren
½ Bund Schnittlauch
75 g Magerquark
1 TL Zitronensaft
1 TL Mineralwasser
Salz, Pfeffer

Die Möhren fein raspeln und den Schnittlauch in Röllchen schneiden. Etwas Schnittlauch zum Bestreuen beiseite legen. Den Quark mit Zitronensaft und Wasser cremig rühren, dann Möhren und Schnittlauch unterrühren. Mit Salz und Pfeffer abschmecken und mit den restlichen Schnittlauchröllchen bestreuen.

Möhrenaufstrich

Für 6 Portionen
Pro Portion: 53,8 kcal, 1,2 g Fett, 20 % Fettkalorien,
9 g Kohlenhydrate
Zubereitungszeit: ca. 30 Minuten

200 g Möhren
250 g mehlig kochende Kartoffeln
Salz
1 Zwiebel
½ Bund Petersilie
1 EL Zitronensaft
1 EL Meerrettich
1 TL Olivenöl
1 Prise Zucker
Pfeffer aus der Mühle

Möhren und Kartoffeln schälen und würfeln. Mit 3 EL Wasser
und etwas Salz aufkochen und bei kleiner Hitze zugedeckt etwa
15 Minuten garen. Die Zwiebel schälen und in Würfel schneiden. Die Petersilienblättchen abzupfen. Beides zu der etwas ab-
gekühlten Kartoffel-Möhren-Mischung geben und alles pürieren. Zitronensaft, Meerrettich und Öl unterrühren und mit
Salz, Zucker und Pfeffer abschmecken.

Linsenpaste

Portionen nach Belieben
Gesamt: 487 kcal, 8 g Fett, 14,2 % Fettkalorien,
67 g Kohlenhydrate
Zubereitungszeit: ca. 25 Minuten

150 g rote Linsen
125 ml Gemüsebrühe
1 kleine Zwiebel
½ Bund Petersilie
1 EL Olivenöl
3 EL Tomatenmark
Salz, Pfeffer, Curry

Die Linsen in der Gemüsebrühe etwa 20 Minuten garen. Die
Zwiebel schälen und in Würfel schneiden. Die Petersilienblättchen abzupfen. Linsen, Zwiebeln und Petersilie mit dem Öl
pürieren. Mit den Gewürzen abschmecken. Die Masse in ein
Glas füllen, gut verschließen und im Kühlschrank aufbewahren.

TIPP
Die Linsenpaste innerhalb von 4 Tagen verbrauchen.

Paprikaquark Diavolo

Für 4 Portionen
Pro Portion: 62,5 kcal, 1 g Fett, 14 % Fettkalorien,
2,25 g Kohlenhydrate
Zubereitungszeit: ca. 5 Minuten

250 g Magerquark
2 EL Meerrettich aus dem Glas
1 TL Tabasco
2 EL Mineralwasser
1 rote Paprikaschote
Salz, Pfeffer

Den Quark mit Meerrettich, Tabasco und Mineralwasser glatt
rühren. Die Paprikaschote waschen, Kerne und weiße Innenhäute entfernen und in kleine Würfel schneiden. Die Paprika
unter den Quark mischen und das Ganze mit Salz und Pfeffer
würzen.

Pikanter Quarkaufstrich

Für 1 Portion
Pro Portion: 85 kcal, 0 g Fett, 4,8 % Fettkalorien,
2 g Kohlenhydrate
Zubereitungszeit: ca. 5 Minuten

100 g Magerquark
1 EL Mineralwasser
¼–½ rote Paprika
1–2 Cornichons
Salz, Pfeffer

Den Quark mit dem Mineralwasser glatt rühren. Paprika und Cornichons fein würfeln und unter die Quarkmischung mengen. Mit Salz und Pfeffer abschmecken.

TIPP
Ein Roggenbrötchen aufschneiden, den pikanten Quarkaufstrich auf beide Hälften streichen. Die restliche Paprika in Streifen schneiden und dazu knabbern.

Putenbrustaufstrich

Für 4 Portionen
Pro Portion: 103 kcal, 2,75 g Fett, 24 % Fettkalorien,
<1 g Kohlenhydrate
Zubereitungszeit: ca. 10 Minuten

250 g gegarte Putenbrust
1 Frühlingszwiebel
1 Knoblauchzehe, abgezogen
½ Bund Petersilie
100 g Frischkäse mit Buttermilch zubereitet
oder
100 g Frischkäse aus 200 g Joghurt (1,5% Fett) zubereitet
(siehe Rezept für »Frischkäse aus Joghurt«, Seite 134)
Salz, Pfeffer

Das Putenfleisch zerkleinern und in die Küchenmaschine geben. Frühlingszwiebel, Knoblauchzehe, Petersilie und Frischkäse zufügen. Alles pürieren und mit Salz und Pfeffer abschmecken.

TIPP
Falls die Masse zu fest ist, ein wenig Milch oder Brühe unterrühren.

Quarkcreme mit Paprika und Gurken

Für 2 Portionen
Pro Portion: 106 kcal, 0,6 g Fett, 5 % Fettkalorien,
5 g Kohlenhydrate
Zubereitungszeit: ca. 10 Minuten

250 g Magerquark
1 EL Mineralwasser
½ Gurke
½ rote Paprika
Salz, Pfeffer
Paprikapulver

Den Quark mit dem Mineralwasser cremig rühren. Die Gurke
schälen. Die Paprika vierteln, entkernen und die hellen Innenhäute entfernen. Paprika und Gurke sehr klein würfeln und
unter den Quark mengen. Mit den Gewürzen abschmecken.

Schinkencreme

Für 2 Portionen
Pro Portion: 79,5 kcal, 1 g Fett, 11,3 % Fettkalorien,
0 g Kohlenhydrate
Zubereitungszeit: ca. 5 Minuten

60 g gekochter Schinken ohne Fettrand
100 g Magerquark
Salz, Pfeffer
Paprika, edelsüß

Den Schinken sehr klein schneiden, eventuell pürieren und mit dem Quark verrühren. Die Schinkencreme mit wenig Salz, Pfeffer und etwas Paprika abschmecken.

Schoko-Bananen-Aufstrich

Für 6 Gläser
Pro Portion: 542,6 kcal, 2 g Fett, 3,3 % Fettkalorien,
42,1 g Kohlenhydrate
Zubereitungszeit: ca. 20 Minuten

1 kg Bananen
4 gehäufte EL Kakao oder Schokosirup
1 P. Gelierzucker 1:3 oder 1:2
1 Päckchen Vanillezucker
eventuell 250 ml Apfelsaft oder Bananennektar, damit der
Aufstrich nicht zu fest wird

6 Gläschen, je 250 ml Inhalt und mit Twist-off-Deckel, heiß
ausgespült

Die Bananen mit einer Gabel zerdrücken, Kakao oder Schokosirup, Vanillezucker und eventuell Saft zufügen. Den Aufstrich
nach Anweisung auf der Packung mit Gelierzucker zubereiten.
In die Gläschen füllen und nach dem Öffnen im Kühlschrank
aufbewahren.

TIPP
Den Aufstrich mit Gelfix super von Dr. Oetker und Süßstoff
statt Gelierzucker zubereiten und nach Geschmack Zimt, Rosinen und Lebkuchengewürz zufügen

Thunfischaufstrich mit Curry

Für 2 Portionen
Pro Portion: 125 kcal, 0,5 g Fett, 3,6 % Fettkalorien,
19 g Kohlenhydrate
Zubereitungszeit: ca. 5 Minuten

1 Dose Thunfisch (150 g) im eigenen Saft
1 kleine Zwiebel
50 g Magerjoghurt
3 EL Curryketchup
Salz, Pfeffer

Den Thunfisch abtropfen lassen, gut ausdrücken und zer-
pflücken. Die abgezogene Zwiebel sehr fein hacken und mit
Joghurt und Curryketchup unter den Thunfisch rühren. Mit
Salz und Pfeffer abschmecken.

Thunfischaufstrich

Für 2 Portionen
Pro Portion: 93 kcal, 0,4 g Fett, 3,8 % Fettkalorien,
0 g Kohlenhydrate
Zubereitungszeit: ca. 5 Minuten

1 Dose Thunfisch (150 g) im eigenen Saft
1 EL Magerquark
1 EL Kapern
Salz

Den Thunfisch und Quark pürieren. Die Kapern klein schneiden und unterrühren. Mit Salz abschmecken.

TIPP
Der Aufstrich schmeckt auch mit eingelegtem grünem Pfeffer gut. Garnieren Sie das bestrichene Brot mit Tomatenscheiben.

Gurkenaufstrich
(von Julika Plöger)

Für 2 Portionen
Pro Portion: 122 kcal, 3 g Fett, 20,8 % Fettkalorien,
5 g Kohlenhydrate
Zubereitungszeit: ca. 10 Minuten
Ruhezeit: ca. 30 Minute

1 kleine Salatgurke
Salz
150 g Magerquark
2 EL saure Sahne
1 Knoblauchzehe
1 EL Meerrettich, frisch gerieben oder aus dem Glas
Pfeffer
½ Bund Dill

Die Gurke schälen und halbieren. Die Gurkenkerne samt wässerigem Fruchtfleisch mit einem Löffel herausschaben und wegwerfen. Die Gurke in sehr kleine Würfel schneiden, salzen und 30 Minuten ruhen lassen. Den ausgetretenen Saft weggießen. Den Quark mit der Sahne glatt rühren. Den Knoblauch schälen und durch die Presse drücken. Den Meerrettich unterrühren und mit Salz und Pfeffer abschmecken. Den Dill waschen, fein hacken und über den Aufstrich streuen.

TIPP
Passt gut zu Schwarzbrot.

Kräuteraufstrich
(von Julika Plöger)

Für 2 Portionen
Pro Portion: 127 kcal, 2,5 g Fett, 18,6 % Fettkalorien,
2,5 g Kohlenhydrate
Zubereitungszeit: ca. 10 Minuten

1 kleine Zwiebel
50 g frische Kräuter, zum Beispiel Schnittlauch, Petersilie,
Estragon
250 g Magerquark
2 EL saure Sahne
Salz, Pfeffer

Die Zwiebel schälen und fein hacken. Die Kräuter waschen
und fein zerkleinern. Den Quark mit der Sahne glatt rühren.
Die Kräuter untermengen. Den Aufstrich mit Salz und Pfeffer
abschmecken.

Radieschenaufstrich
(von Julika Plöger)

Für 2 Portionen
Pro Portion: 122 kcal, 2,5 g Fett, 18,4 % Fettkalorien,
1,5 g Kohlenhydrate
Zubereitungszeit: ca. 10 Minuten

1 Bund Radieschen
1 Bund Schnittlauch
250 g Magerquark
2 EL saure Sahne
Salz, Pfeffer

Die Radieschen putzen, gründlich waschen und fein hacken.
Den Schnittlauch waschen und in feine Röllchen schneiden. Den
Quark mit der Sahne glatt rühren. Radieschen und Schnittlauch
untermengen. Den Aufstrich mit Salz und Pfeffer würzen.

Süßes für die Bürokaffeezeit

Hanseaten

Für 12 Stück
Pro Portion: 286,4 kcal, 5,8 g Fett, 18,2 % Fettkalorien,
55,8 g Kohlenhydrate
Zubereitungszeit: ca. 60 Minuten

300 g Mehl
1 Messerspitze Backpulver
150 g Halbfettmargarine
125 g Zucker
1 Päckchen Vanillezucker
1 Prise Salz
1 Ei
200 g Johannisbeergelee
150 g Puderzucker
3 EL Zitronensaft

Mehl und Backpulver mischen und mit Margarineflöckchen, Zucker, Vanillinzucker, Salz und Ei zu einem glatten Teig verkneten. Den Teig in Klarsichtfolie einwickeln und 30 Minuten kalt stellen. Dann den Teig auf der leicht bemehlten Arbeitsfläche ca. 4 mm dick ausrollen und mit einer runden Ausstechform (ca. 6 cm Ø) 24 Scheiben ausstechen. Zwei Backbleche mit Backpapier belegen, die Teigscheiben darauf setzen und nacheinander im vorgeheizten Backofen bei 200 °C ca. 12 Minuten backen. Die Plätzchen auf einem Kuchenrost auskühlen lassen. Das Gelee – bis auf 1 EL – erwärmen. Die Hälfte der Plätzchen mit dem warmen Gelee bestreichen, die übrigen darauf setzen. Den Puderzucker mit Zitronensaft glatt rühren.

Restliches Gelee durch vorsichtiges Erwärmen flüssig machen und unter eine Hälfte des Puderzuckergusses rühren. Jeweils eine Oberflächenhälfte der Plätzchen mit weißem, die andere mit rosa Zuckerguss bestreichen oder nach Belieben verzieren. Die Plätzchen trocknen lassen

TIPP
Zum Aufbewahren die Plätzchen in eine gut verschließbare Dose füllen, dabei die Lagen mit Pergamentpapier trennen.

Apfeltaschen

Für 16 Stück
Pro Portion: 173,6 kcal, 1,9 g Fett, 9,8 % Fettkalorien,
34,5 g Kohlenhydrate
Zubereitungszeit: ca. 60 Minuten

500 g Mehl	*250 ml Milch (1,5% Fett)*
1 Päckchen Trockenhefe Garant	*50 g Halbfettmargarine*
von Dr. Oetker	*250 g Apfelmus*
100 g Zucker	*1 Eiweiß*
1 Prise Salz	*2 EL brauner Zucker*

Das Mehl mit Hefe, Zucker und Salz gut vermischen. Die Margarine schmelzen lassen und mit der Milch zu der Mehlmischung geben und alles gut verkneten. 15 Minuten abgedeckt gehen lassen. Inzwischen den Backofen auf 200 °C vorheizen. Den Teig auf der bemehlten Arbeitsfläche ausrollen und 16 Quadrate schneiden. In die Mitte von jedem Quadrat einen Klecks Apfelmus setzen. Die Teigränder mit Eiweiß einstreichen, zu Dreiecken umklappen und gut festdrücken. Die Apfeltaschen auf ein mit Backpapier ausgelegtes Blech legen, leicht mit Wasser bestreichen und den Zucker darüber streuen. Im vorgeheizten Backofen ca. 25 Minuten backen.

TIPP
Die Apfeltaschen lassen sich sehr gut einfrieren. Bei Verwendung von einfacher Trockenhefe oder frischer Hefe muss der Teig eine Stunde gehen, sodass sich die Zubereitungszeit entsprechend verlängert.

Milch-Kokos-Stuten

Für 16 Stück
Pro Portion: 115 kcal, 2,5 g Fett, 19 % Fettkalorien,
21 g Kohlenhydrate
Zubereitungszeit: ca. 50 Minuten

300 g Mehl
50–100 g Zucker
1 TL Backpulver
½ TL Natron
1 Päckchen Vanillezucker
200 ml Milch (1,5% Fett)
50 g Kokosflocken

Den Backofen auf 200 °C vorheizen. Teigzutaten bis auf 1 EL Kokosflocken in einer Schüssel vermengen. Den Teig in eine mit Backpapier ausgelegte Kastenform geben und glatt streichen. Die restlichen Kokosflocken darüber streuen und ca. 45 Minuten backen.

TIPP
Der Milch-Kokos-Stuten schmeckt pur oder mit Quark und/oder Marmelade bestrichen. In Scheiben geschnitten, lässt sich der Stuten gut einfrieren und problemlos portionsweise auftauen.

Obst und Quark auf Biskuit

Für 1 Portion
Pro Portion: 281 kcal, 2 g Fett, 5,7 % Fettkalorien,
41 g Kohlenhydrate
Zubereitungszeit: ca. 5 Minuten

3 Löffelbiskuits
1 EL Orangensaft
100 g Obst, zum Beispiel Erdbeeren
125 g Quark
1 EL Mineralwasser
1 EL brauner Zucker

Die Löffelbiskuits mit Orangensaft beträufeln. Das Obst waschen, putzen, eventuell in Stücke schneiden und auf die Biskuits geben. Den Quark mit Mineralwasser cremig rühren, über dem Obst verteilen und den Zucker darüber streuen.

TIPP
Richten Sie den süßen Snack in einer eckigen Dose mit Deckel an, so kann er sicher zum Arbeitsplatz transportiert werden.

Obsttortendreiecke

Für 8 Stück
Pro Portion: 335,6 kcal, 7,5 g Fett, 20 % Fettkalorien,
58,1 g Kohlenhydrate
Zubereitungszeit: ca. 60 Minuten

100 g Halbfettmargarine
2 Eier
100 g Zucker
1 Prise Salz
Saft und Schale von 1 unbehandelten Zitrone
500 g Mehl
1 Päckchen Backpulver
100 ml plus 1 EL Milch (1,5% Fett)

Die Margarine schaumig rühren und die Eier trennen. Eigelbe,
Zucker, Salz, Zitronensaft und -schale hinzufügen. Das Mehl
mit dem Backpulver mischen und abwechselnd mit den 100 ml
Milch in die Masse geben und zu einem glatten Teig rühren.
Den Backofen auf 200 °C vorheizen. Den Teig auf einer bemehlten Arbeitsfläche ca. ½ cm dick ausrollen und 8 Dreiecke
mit einer Kantenlänge von 15 cm ausschneiden (Papiermuster
machen!). Aus dem Teigrest 1,5 cm breite Streifen schneiden
und diese so in sich drehen, dass ein Schnurmuster entsteht.
Das Backblech mit Backpapier belegen. Die Teigdreiecke darauf setzen und mit den Zinken einer Gabel mehrfach einstechen. Die Teigränder mit Eiweiß bestreichen und die Teigschnüre als Zierrand darauf legen. Falls noch Eiweiß übrig ist,
dieses mit der restlichen Milch verschlagen und die Teigschnüre
damit einstreichen, sonst nur Milch verwenden. Die Törtchen im vorgeheizten Backofen ca. 15 Minuten backen und anschließend auf einem Kuchenrost auskühlen lassen.

TIPP

Die Törtchen erst kurz vor dem Servieren mit Obst belegen, damit sie nicht durchweichen. Die Törtchen eignen sich gut für den Bürokaffee, da sie sich – in einer fest schließenden Blechdose aufbewahrt – längere Zeit frisch halten. Ein Törtchen, vorbereitetes Obst und 50 g gesüßten Quark mit 1 EL Mineralwasser und wenig Honig verrührt in einer extra Dose mit zur Arbeit nehmen. Das Törtchen kurz vor dem Verzehr mit dem Obst belegen und daneben den Klacks Quark setzen.

Zwieback mit Pudding und Apfelmus

Für 1 Portion
Pro Portion: 385 kcal, 5 g Fett, 11,2 % Fettkalorien,
75 g Kohlenhydrate
Zubereitungszeit: ca. 10 Minuten

4 Vollkornzwieback
100 ml Milch (1,5% Fett)
1 Päckchen Vanillesaucenpulver ohne Kochen
100 g Apfelmus

Zwei Zwiebacke in eine kleine rechteckige Form legen. Die Milch mit dem Saucenpulver glatt verrühren und über die Zwiebacke geben. Mit den anderen beiden Zwiebackscheiben abdecken und das Apfelmus darüber verteilen.

TIPP
Wenn Sie den Snack am Vorabend zubereiten und kühl stellen, ist er am nächsten Tag zur Kaffeepause gut durchgezogen, und der Zwieback ist schön weich.

Heidelbeerschnecken
(von Iris Koch)

Für 20 Stück
Pro Stück: 164 kcal, 1,1 g Fett, 5,9 % Fettkalorien,
30,7 g Kohlenhydrate
Zubereitungszeit: ca. 80 Minuten
Backzeit: 30 Minuten

Für den Teig:
500 g Mehl
1 Würfel frische Hefe
100 g Zucker
¼ l lauwarme Milch (1,5% Fett)
1 Ei
180 g Magerquark
1 EL Zitronensaft
Mehl für die Arbeitsfläche

Für den Belag:
750 g Heidelbeeren
200 g Magerquark
100 g Zucker

Für den Teig das Mehl in eine Schüssel geben. Die Hefe mit 1 EL Zucker und der Milch verrühren, zum Mehl geben und alles gut verkneten. Den Teig an einem warmen Platz ca. 40 Minuten gehen lassen. Dann den restlichen Zucker, das Ei, den Quark und den Zitronensaft sorgfältig darunter kneten. Den Teig zugedeckt noch mal 30 Minuten an einem warmen Platz gehen lassen. Den Backofen auf 175 °C vorheizen. Den Teig auf einer bemehlten Arbeitsfläche zu zwei Platten von ca. 40 x 20 cm ausrollen.

Für den Belag die Heidelbeeren waschen und gut abtropfen lassen. Die Teigplatten dünn mit Quark bestreichen. Die Heidelbeeren darauf verteilen und mit Zucker bestreuen. Den Teig von der langen Seite her aufrollen. Die Teigrollen in daumendicke Scheiben schneiden und diese auf ein mit Backpapier ausgelegtes Backblech legen. Die Teigschnecken im vorgeheizten Backofen 30 bis 35 Minuten backen.

TIPP
Die Heidelbeerschnecken lassen sich gut einfrieren und bei Bedarf kurz aufbacken.

Hauptgerichte für die Mikrowelle

Kabeljau mit Dillsauce

Für 1 Portion
Pro Portion: 490 kcal, 8 g Fett, 15,4% Fettkalorien,
38 g Kohlenhydrate
Zubereitungszeit: ca. 15 Minuten

3 Kartoffeln	*Pfeffer*
Salz	*1 TL Mehl*
1 Zwiebel	*1 TL Sonnenblumenöl*
5 Nelken	*4 EL Kaffeesahne (4% Fett)*
1 Tasse Weißwein	*1 Messerspitze gekörnte Brühe*
einige Pfefferkörner	*1 Stück Gurke in Scheiben*
200 g Kabeljau	*1 EL fein gehackter Dill*

Die Kartoffeln schälen, halbieren, in eine Schüssel legen und eine halbe Tasse Salzwasser zugießen. Die Schüssel mit einem Deckel zudecken. Die Zwiebel schälen, mit den Nelken spicken und mit dem Weißwein und den Pfefferkörnern in eine Schüssel geben und diese zudecken. Diesen Sud zusammen mit den Kartoffeln mit 700 Watt 6 Minuten garen. Prüfen, ob die Kartoffeln gar sind, sonst mit dem Fisch weitergaren. Inzwischen das Fischfilet abspülen, trockentupfen und mit Salz und Pfeffer würzen. Für die Sauce Mehl, Öl, 2 EL Wasser, Kaffeesahne und Instant-Brühe in einer kleinen Schüssel verrühren und diese zudecken. Den Kabeljau in den Sud legen und zudecken. Fisch und Sauce mit 700 Watt 3 Minuten garen. Die Sauce zwischendurch zweimal umrühren. Die Gurkenscheiben, die abgegossenen Kartoffeln und das abgetropfte Fischfilet anrichten. Die Sauce mit dem Dill verrühren und über den Fisch gießen.

Garnelen in Currysauce auf Reis

Für 1 Portion
Pro Portion: 488 kcal, 6 g Fett, 11,7 % Fettkalorien,
80 g Kohlenhydrate
Zubereitungszeit: ca. 15 Minuten

½ *Apfel*
1 *Banane*
2 *EL Zitronensaft*
½ *TL Curry*
Salz
½ *TL Zucker*
2 *EL Kaffeesahne (4% Fett)*
150 *g gekochter Reis*
100 *g Garnelen*
1 *gehackte Walnuss*

Den Apfel schälen und in Stücke schneiden. Die Banane schälen, eine Hälfte in Stücke, die andere in Scheiben schneiden. Die Scheiben beiseite legen. Zitronensaft und 2 EL Wasser mit den Apfel- und Bananenstücken pürieren oder alles sehr gut mit einer Gabel zerdrücken. Curry, Salz, Zucker und Sahne hinzufügen und verrühren. Die Krabben zugeben und das Ganze zugedeckt mit 450 Watt 2 Minuten erhitzen. Den Reis zugedeckt miterhitzen. Die Currykrabben gut durchrühren, die Bananenscheiben, bis auf ein paar zur Dekoration, unterheben und zugedeckt noch mit 450 Watt 2 Minuten erhitzen. Reis und Currykrabben auf einem Teller anrichten, mit den restlichen Bananenscheiben garnieren und die gehackte Walnuss darüber streuen.

Gnocchi mit Schinken und Salbeibutter

Für 1 Portion
Pro Portion: 368 kcal, 11 g Fett, 28 % Fettkalorien,
46 g Kohlenhydrate
Zubereitungszeit: ca. 5 Minuten

200 g Gnocchi
3 Scheiben Truthahnschinken
2 EL Halbfettbutter
4 Salbeiblätter
10 g Parmesan

Die Gnocchi in eine Schüssel mit 1 EL Wasser geben, Deckel
aufsetzen und in der Mikrowelle mit 600 Watt 1 Minute garen.
Den Schinken in Streifen schneiden. Die Butter in Flöckchen
und den Schinken zu den Gnocchi geben und mit 450 Watt
kurz erwärmen. Die Salbeiblätter klein schneiden und unter die
Schinkengnocchi mischen. Den Parmesan darüber raspeln.

Blumenkohlauflauf

Für 1 Portion
Pro Portion: 339 kcal, 7 g Fett, 18 % Fettkalorien,
44 g Kohlenhydrate
Zubereitungszeit: ca. 25 Minuten

4 Kartoffeln
200 g Blumenkohl
1 Scheibe (40 g) gekochter Schinken ohne Fettrand
Salz, Pfeffer
2 EL Kaffeesahne (4% Fett)
Muskat
1 TL Paniermehl
2 TL Halbfettbutter

Die Kartoffeln schälen und in gleichmäßige, kleine Stücke schneiden. Den Blumenkohl in Röschen zerteilen. Den Schinken in Würfel schneiden. Die Kartoffeln in eine kleine Schüssel legen, eine halbe Tasse Salzwasser zugießen, abdecken und mit 700 Watt 8 Minuten garen. Die Blumenkohlröschen mit einer halben Tasse Salzwasser nach 3 Minuten dazustellen und ebenfalls abdecken. Die Blumenkohlröschen abgießen, in eine kleine Auflaufform füllen, den Schinken darauf verteilen und mit Pfeffer bestreuen. Die Kartoffeln abgießen, mit einer Gabel fein zerdrücken und mit der Kaffeesahne zu Püree verrühren. Mit Salz, Pfeffer und Muskat abschmecken und auf dem Blumenkohl streichen. Das Paniermehl und die Butter in Flöckchen über dem Auflauf verteilen und mit 450 Watt 4 Minuten bräunen.

Kartoffeln mit Kräuterquark

Für 1 Portion
Pro Portion: 212 kcal, 1 g Fett, 2,1 % Fettkalorien,
30 g Kohlenhydrate
Zubereitungszeit: ca. 10 Minuten

2 große Kartoffeln
100 g Magerquark
1 EL Mineralwasser
1 EL gemischte TK-Kräuter
Salz, Pfeffer

Die Kartoffeln gründlich waschen und bürsten. Mit einer Gabel mehrfach einstechen, in eine Schüssel mit 2–3 EL Wasser und etwas Salz geben. Abgedeckt, je nach Größe der Kartoffeln, mit 700 Watt 6 bis 8 Minuten garen. Zwischendurch die Kartoffeln einmal wenden und umlegen. Vor dem Herausnehmen durch Druck auf die Kartoffeln prüfen, ob sie weich sind, sonst noch einmal für 1 Minute weitergaren. Den Quark mit Mineralwasser cremig rühren und die Kräuter unterheben. Mit Salz und Pfeffer würzen. Die Kartoffeln längs einschneiden und etwas auseinander drücken. Mit dem Kräuterquark füllen.

Kasseler mit Ananas-Sauerkraut und Kartoffelpüree

Für 1 Portion
Pro Portion: 342 kcal, 3 g Fett, 7,9 % Fettkalorien,
46 g Kohlenhydrate
Zubereitungszeit: ca. 10 Minuten

150 g Sauerkraut
1 Scheibe Ananas
1 kleine Zwiebel
3 Nelken
½ Tasse Brühe (Instant)
1 kleines Lorbeerblatt
1 dicke Scheibe (100 g) Kasseler Aufschnitt ohne Fettrand
5 EL Instant-Kartoffelpüreeflocken
2 TL Senf

Das Sauerkraut mit einer Gabel zerpflücken. Die Ananas-scheibe in kleine Stücke schneiden. Die abgezogene Zwiebel mit den Nelken spicken und alles zusammen mit der Brühe und dem Lorbeerblatt in eine mikrowellengeeignete Schüssel füllen und zugedeckt mit 700 Watt 7 Minuten garen. Zwischendurch zweimal umrühren. Eine kleine, nicht zudeckte Schüssel mit einer reichlichen Tasse Wasser dazustellen. Das Kasseler auf das Sauerkraut legen, zudecken und alles noch mal mit 700 Watt 2 Minuten erhitzen. Alles herausnehmen. Das erhitzte Wasser mit den Kartoffelpüreeflocken verrühren und auf einen Teller geben. Sauerkraut und Kasseler daneben legen. Den Senf an den Tellerrand setzen.

Paprikagulasch mit Kartoffeln

Für 1 Portion
Pro Portion: 486 kcal, 14 g Fett, 25,9 % Fettkalorien,
56 g Kohlenhydrate
Zubereitungszeit: ca. 20 Minuten

3 Kartoffeln	*1 TL Mehl*
Salz	*1 TL Öl*
100 g Rindfleisch aus der Keule	*½ TL Brühe (Instant)*
1 Knoblauchzehe	*2 TL Tomatenmark*
(nach Geschmack)	*2 EL Kaffeesahne (4% Fett)*
1 Zwiebel	*Pfeffer*
1 Tomate	*Paprika, edelsüß*
1 Paprikaschote	

Die Kartoffeln waschen, schälen, in gleichmäßige Stücke
schneiden, in eine Schüssel legen und eine halbe Tasse Wasser
und etwas Salz zugeben. Die Kartoffeln zugedeckt mit 700
Watt 6 Minuten kochen, zwischendurch einmal umschich-
ten. Danach herausnehmen, abgießen und beiseite stellen. Inzwischen das Fleisch würfeln, die Knoblauchzehe und die
Zwiebel schälen und in Streifen schneiden. Die Tomate und die
Paprikaschote waschen, entkernen und in Stücke schneiden.
Mit einer Gabel Mehl mit Öl, 4 EL Wasser, Brühe, Tomatenmark, Kaffeesahne, Pfeffer und Paprikapulver in einer Tasse
verrühren. Das Fleisch mit dem Knoblauch, den Zwiebeln und
der Paprika in einer offenen Schüssel 6 Minuten mit 450 Watt
garen. Zwischendurch einmal umrühren. Die angerührte Sauce
und die Tomatenstücke zugeben und weiter mit 450 Watt ohne
Deckel noch 2 Minuten erhitzen. Einmal zwischendurch umrühren. Die Kartoffeln mit dem Paprikagulasch auf einem Teller anrichten.

Schweinefleisch süß-sauer

Für 1 Portion
Pro Portion: 440 kcal, 8 g Fett, 15,7 % Fettkalorien,
62 g Kohlenhydrate
Zubereitungszeit: ca. 8 Minuten

1 EL Sojasauce	*Salz, Pfeffer*
2 EL Ananassaft	*100 g Schweinefilet*
1 TL Sonnenblumenöl	*1 Scheibe Ananas*
1 TL Zucker	*50 g Sojasprossen*
1 TL Speisestärke	*6 EL gekochter Basmati-Reis*

Sojasauce, Ananassaft, Sonnenblumenöl, Zucker, Speisestärke, Salz und Pfeffer zu einer Marinade verrühren. Das Schweinefilet würfeln und unter die Marinade heben. Das Fleisch mit einem Deckel zudecken und mit 700 Watt etwa 2 Minuten garen. Die Ananasscheibe in kleine Würfel schneiden und mit den Sojasprossen unter das Fleisch rühren. Den Reis daneben setzen, wieder zudecken und alles mit 450 Watt 2 Minuten erhitzen.

Gemüse-Eintopf mit Fisch
(von Sabine Klim)

Für 2 Portionen
Pro Portion: 336 kcal, 6,5 g Fett, 17,6 % Fettkalorien,
47,5 g Kohlenhydrate
Zubereitungszeit: ca. 30 Minuten

100 g Reis	*Mais, Brechbohnen*
Safran	*1 TL Olivenöl*
Salz	*Pfeffer*
2 TL gekörnte Brühe	*Paprika*
300 ml Wasser	*Kräuter (nach Belieben)*
1 Zwiebel	*150 g Fischfilet,*
300 g TK-Gemüse,	*zum Beispiel Seelachs oder*
zum Beispiel Blumenkohl,	*anderen fettarmen Fisch*
Brokkoli, Lauch, Paprika,	*100 ml passierte Tomaten*

Den Reis mit Safran, Salz, der gekörnten Brühe und dem
Wasser in eine verschließbare, mikrowellengeeignete Schüssel
geben und mischen. (Falls TK-Lauch oder -Brechbohnen verwendet werden, diese jetzt schon dazugeben.) Den Reis mit
600 Watt 10 Minuten garen, dann einige Minuten ruhen lassen. Währenddessen die Zwiebel schälen und fein würfeln. Die
Zwiebel und das (restliche) TK-Gemüse in die Mikrowellen-
schüssel geben. Nach Geschmack mit Pfeffer, Salz, Paprika und
Kräutern würzen, dann das Öl zugeben. Wiederum mit 600
Watt 8 Minuten garen. Die passierten Tomaten dazugeben und
vorsichtig untermischen. Den Fisch würfeln und den Eintopf
damit belegen, pfeffern und nochmals ca. 3 Minuten mitgaren
(bei TK-Fisch ca. 5 Minuten).
Anmerkung: Bei Vollkornreis verlängert sich die erste Garzeit
entsprechend.

Aufpeppen von Tütensuppen

Zwiebelsuppe au Fromage

Für 2 Portionen
Pro Portion: 256,5 kcal, 7,7 g Fett, 27% Fettkalorien,
34,4 g Kohlenhydrate
Zubereitungszeit: ca. 15 Minuten

800 ml Wasser
1 Beutel Zwiebelsuppe
50 g Schmelzkäse (30% F.i.Tr.)
1 Knoblauchzehe
3 Scheibe Vollkorntoastbrot
1 TL gehackte Petersilie

Das Wasser zum Kochen bringen und die Zwiebelsuppe einrühren. Aufkochen und bei geringer Hitze 10 Minuten köcheln
lassen, dabei gelegentlich umrühren. 5 Minuten vor Ende der
Garzeit den Schmelzkäse unterrühren und die Suppe nochmals
aufkochen. Die Knoblauchzehe schälen und durch die Knob-
lauchpresse drücken. 1 Scheibe Brot in Würfel schneiden. In
einer beschichteten Pfanne den Knoblauch in wenig Wasser andünsten. Die Weißbrotwürfel zugeben und unter ständigem
Wenden hellbraun rösten. Die Suppe mit Petersilie und Knob-
lauchcroutons bestreuen, die restlichen beiden Brotscheiben
toasten und dazu servieren.

Chinesische Gemüsesuppe

Für 3 Teller
Pro Portion: 59 kcal, 1,9 g Fett, 28,9 % Fettkalorien,
8,6 g Kohlenhydrate
Zubereitungszeit: ca. 10 Minuten

150 g kleine Möhren
¾ l Wasser
1 Beutel Chinesische Gemüsesuppe
1 TL Curry
1 TL Honig
1 EL Schnittlauchröllchen

Die Möhren putzen, waschen, schälen und in feine Streifen schneiden. In einem Topf Wasser zum Kochen bringen und Gemüsesuppe, Möhren, Curry und Honig zufügen. Kurz aufkochen und unter gelegentlichem Rühren bei geringer Hitze 5 Minuten köcheln lassen. Die Suppe mit Schnittlauchröllchen garniert servieren.

Asiatische Gemüsesuppe

Für 4 Portionen
Pro Portion: 253 kcal, 8,3 g Fett, 29,5 % Fettkalorien,
37,8 g Kohlenhydrate
Zubereitungszeit: ca. 15 Minuten

1 TL Sonnenblumenöl
1 TL Curry
1 TL Honig
¼ l Wasser
1 Beutel Chinesische Gemüsesuppe
150 g Sojabohnenkeimlinge, frisch oder aus der Dose
2 kleine Bananen

In einem Topf das Öl heiß werden lassen. Curry hinzufügen
und unter Rühren anschwitzen. Den Honig zugeben, Wasser
zugießen und alles zum Kochen bringen. Die Gemüsesuppe einrühren. Die Sojabohnenkeimlinge abtropfen lassen und in die
Suppe geben. Die Suppe bei geringer Hitze 10 Minuten kochen,
dabei ab und zu umrühren. Die Bananen schälen, in dünne
Scheiben schneiden und zum Erhitzen in die Suppe geben.

Chinesische Hühnersuppe

Für 2 Portionen
Pro Portion: 218 kcal, 6 g Fett, 25 % Fettkalorien,
12 g Kohlenhydrate
Zubereitungszeit: ca. 20 Minuten

200 g Hähnchenbrustfilet
100 g Austernpilze
1 Möhre
1 rote Chilischote
¼ l Wasser
1 Beutel Chinesische Gemüsesuppe,
zum Beispiel MAGGI Meisterklasse
1 EL Schnittlauchröllchen

Das Hähnchenbrustfilet und die Austernpilze in Streifen schneiden. Die Möhre grob raspeln. Aus der Chilischote die Kerne und die weißen Innenhäute entfernen. Die Schote klein schneiden. In einem Topf ein wenig Wasser heiß werden lassen, Gemüse und Chilischote zugeben und etwa 3 Minuten andünsten. Restliches Wasser zugießen und die Chinesische Gemüsesuppe einrühren. Unter Rühren aufkochen, die Hähnchenstreifen zufügen und bei geringer Hitze 5 Minuten kochen. Dabei gelegentlich umrühren. Die Suppe mit Schnittlauchröllchen bestreut servieren.

Französische Zwiebelsuppe mit Rotwein

Für 2 Portionen
Pro Portion: 358,5 kcal, 11,7 g Fett, 29,4 % Fettkalorien,
37,9 g Kohlenhydrate
Zubereitungszeit: ca. 20 Minuten

½ l Wasser
¼ l Rotwein
1 Beutel Zwiebelsuppe
2 große Scheiben Toastbrot
50 g geriebener Käse (30% Fett)

Wasser und Rotwein zum Kochen bringen. Die Zwiebelsuppe
einrühren und 10 Minuten kochen. Das Brot toasten. Die Zwiebelsuppe in 2 große Suppentassen geben und je 1 Scheibe ge-
toastetes Brot darauf legen. Mit Käse bestreuen und im Backofen oder unter dem Grill überbacken.

Kartoffelcremesuppe mit Geflügelstreifen

Für 2 Portionen
Pro Portion: 213,5 kcal, 5,9 g Fett, 24,8 % Fettkalorien,
16,5 g Kohlenhydrate
Zubereitungszeit: ca. 5 Minuten

½ l Wasser
1 Beutel Kartoffelcremesuppe
150 g gegartes Hähnchenbrustfilet
2 EL Kaffeesahne (4% Fett)
1 EL Schnittlauchröllchen

In einem Topf Wasser erwärmen, die Kartoffelcremesuppe
einrühren und kurz aufkochen. Das Hähnchenbrustfilet in
breite Streifen schneiden in die Suppe geben und heiß werden
lassen. Die Suppe in Tellern anrichten und mit Kaffeesahne und
Schnittlauchröllchen garniert servieren.

Kartoffelcremesuppe mit Shrimps

Für 2 Teller
Pro Portion: 110 kcal, 3,5 g Fett, 28,6 % Fettkalorien,
9 g Kohlenhydrate
Zubereitungszeit: ca. 5 Minuten

½ l Wasser
1 Beutel Kartoffelcremesuppe
100 g Shrimps
2 EL Schnittlauchröllchen

Das Wasser in einem Topf erwärmen, die Kartoffelcremesuppe mit dem Schneebesen einrühren und kurz aufkochen.
Die Shrimps zufügen und kurz erwärmen. Die Suppe in Tellern
anrichten und mit Schnittlauchröllchen bestreut servieren.

TIPP
Statt Shrimps können Sie auch Streifen von Lachsschinken verwenden.

Spinat-Hühnersuppe

Für 4 Teller
Pro Portion: 63,5 kcal, 1,25 g Fett, 17,7 % Fettkalorien,
4 g Kohlenhydrate
Zubereitungszeit: ca. 10 Minuten

1 l Wasser
1 Beutel Hühnersuppe
200 g TK-Spinat in Miniwürfeln
4 EL Kaffeesahne (4% Fett)
Muskatnuss

Das Wasser zum Kochen bringen, die Hühnersuppe unter Rühren einstreuen. Den Spinat zufügen und aufkochen lassen. Ab und zu umrühren. Die Suppe bei geringer Hitze 5 Minuten köcheln lassen, dabei ab und zu umrühren. Die Kaffeesahne unterrühren, etwas Muskat in die Suppe reiben und abschmecken.

Schnelle Hauptgerichte für den Abend

Fischröllchen mit Porree und Paprika

Für 2 Portionen
Pro Portion: 157 kcal, 4,5 g Fett, 25 % Fettkalorien,
15 g Kohlenhydrate
Zubereitungszeit: ca. 30 Minuten

375 g Paprikaschoten	*1 TL Sardellenpaste*
(rot, gelb oder grün)	*2 EL Tomatenketchup*
1 Stange Porree	*Pfeffer aus der Mühle*
Jodsalz	*2 Kabeljaufilets à 150 g*
30 g Kapern	*1 TL Olivenöl*
½ Bund Basilikum	*300 ml Gemüsebrühe*

Die Paprikaschoten in Streifen schneiden. Den Porree längs halbieren und eine Hälfte in ca. 15 cm lange Streifen schneiden. Die andere Hälfte Porree fein zerkleinern und zusammen mit der Paprika beiseite stellen. Die Porreestreifen in siedendem Jodsalzwasser 30 Sekunden sprudelnd kochen, kalt abspülen und trockentupfen. Die Kapern grob hacken und das Basilikum fein schneiden. Für eine Paste die Sardellenpaste und knapp 1 EL Ketchup verrühren, Kapern und Basilikum zufügen und mit Pfeffer abschmecken. Die Fischfilets längs halbieren, mit der Paste bestreichen, dann mit Porreestreifen belegen und die Filets aufrollen. Das Öl in einem großen Topf erhitzen, den restlichen Porree und die Paprikastreifen darin andünsten. Die Gemüsebrühe und den restlichen Ketchup zugeben und 5 Minuten zugedeckt kochen. Mit Jodsalz und Pfeffer abschmecken. Die Fischröllchen auf das Gemüse setzen und zugedeckt bei kleiner Hitze 10 Minuten garziehen lassen.

Fisch mit Brokkoli-Nudeln

Für 2 Portionen
Pro Portion: 641 kcal, 7 g Fett, 10 % Fettkalorien,
88 g Kohlenhydrate
Zubereitungszeit: ca. 20 Minuten

200 g Bandnudeln
150 g TK-Brokkoli
Salz, Pfeffer
300 g TK-Seelachsfilet (antauen lassen)
1 EL Mehl
1 TL Sonnenblumenöl
1 Päckchen Kräutersauce
50 ml Kaffeesahne (4% Fett)
50 g Nordseekrabben
1 TL Zitronensaft

Die Nudeln in Salzwasser bissfest garen. Den Brokkoli in kleine Röschen teilen und etwa 5 Minuten vor Ende der Garzeit zu den Nudeln geben. Die angetauten Fischfilets salzen, pfeffern und in Mehl wenden. Das Öl in eine beschichtete Pfanne geben und den Fisch bei mittlerer Hitze auf beiden Seiten goldbraun braten. Die Kräutersauce in knapp 250 ml kochendes Wasser einrühren und 1 Minute kochen. Kaffeesahne und Krabben unterrühren, erhitzen und mit Zitronensaft abschmecken. Die abgetropften Brokkoli-Nudeln untermischen und zum Fisch servieren.

Fischfilet in Weißwein mit Tomaten

Für 2 Portionen
Pro Portion: 190 kcal, 3,5 g Fett, 17% Fettkalorien,
3 g Kohlenhydrate
Zubereitungszeit: ca. 5 Minuten
Ruhezeit: ca. 10 Minuten
Garzeit: ca. 10 Minuten

2 Seelachsfilets à 150 g
1 Zitrone
2 Tomaten
Salz, Pfeffer
1 Zwiebel
1 TL Butter
100 ml Weißwein

Die Fischfilets unter fließendem kaltem Wasser abspülen und abtrocknen. Die Zitrone halbieren und eine Hälfte auspressen, die andere in Viertel schneiden. Die Tomaten waschen, halbieren und mit Salz und Pfeffer bestreuen. Den Fisch mit etwas Zitronensaft beträufeln, 10 Minuten stehen lassen, dann trockentupfen und salzen. Die Zwiebeln abziehen und würfeln. Die Butter in einem Topf zerlassen und die Zwiebelwürfel darin andünsten. Den Fisch auf die Zwiebeln legen und die Tomatenhälften mit der Schnittfläche nach oben daneben setzen. Den Wein zugießen und zum Kochen bringen. Alles im geschlossenen Topf ca. 10 Minuten dünsten. Mit den Zitronenvierteln garniert servieren.

TIPP
Dazu empfehlen wir Pellkartoffeln und Salat.

Curry-Huhn mit Mango und Möhrensalat

Für 2 Portionen
Pro Portion: 374 kcal, 5 g Fett, 12 % Fettkalorien,
44 g Kohlenhydrate
Zubereitungszeit: ca. 30 Minuten

2 Lauchzwiebeln
½ reife Mango
2 Hähnchenbrustfilets à 150 g
1 rote Chilischote
½ Glas Mangochutney (250 g)
Jodsalz
1 TL Sesamöl

1 EL Schmand
75 g fettarmer Joghurt
1 TL mildes Currypulver
weißer Pfeffer
1 große Möhre
1 EL Orangensaft

Die Lauchzwiebeln putzen. Eine fein hacken, die andere in etwa 12 cm lange Stücke schneiden. Die Mango schälen und 2 schöne große Scheiben abschneiden, den Rest vom Stein schneiden und fein hacken. Mango abdecken und zusammen mit den zerkleinerten Lauchzwiebeln beiseite stellen. Den Backofen auf 200 °C vorheizen (den Rost herausnehmen!). In die Hähnchenfilets der Länge nach eine 4 cm tiefe Tasche schneiden. Die Chilischote entkernen und fein hacken (mit Küchenhandschuhen arbeiten). 2 EL Chutney mit dem Chili glatt verrühren. Die Hähnchenfilets außen und innen salzen. Jede Tasche mit Chilichutney bestreichen und mit den Lauchzwiebeln und Mangoscheiben füllen. Die Öffnung mit Holzspießchen fixieren. Die Filets dünn mit etwas Öl bestreichen und in einen Bratbeutel geben. 2 EL Wasser oder Brühe zugeben und den Bratbeutel nach Anweisung verschließen und einstechen. Auf den kalten Rost des Backofens legen und diesen in den vorgeheizten Backofen schieben. Die Filets 10 bis 12 Minuten garen. Gehackte Lauchzwiebeln, Schmand, Joghurt, restliches Chutney und Curry verrühren und mit Jodsalz und Pfeffer abschmecken. Die Möhre schälen und fein hobeln. Möhre, restliche Mango, Orangensaft und restliches Öl vermischen und mit Jodsalz abschmecken. Die Filets aus dem Bratbeutel nehmen, mit dem Bratensaft beträufeln und zusammen mit dem Curry-Joghurt und Möhrensalat anrichten.

Schummel-Pizza mit Thunfisch

Für 2 Portionen
Pro Portion: 690,5 kcal, 9 g Fett, 11,7 % Fettkalorien,
102 g Kohlenhydrate
Zubereitungszeit: ca. 5 Minuten
Backzeit: ca. 15 Minuten

½ großes Fladenbrot (500 g)
200 g Thunfisch im eigenen Saft
1 Zwiebel
1 Knoblauchzehe
1 Packung gewürfelte Tomaten mit Kräutern (500 g)
Salz, Pfeffer
50 g geriebener Käse (30% Fett)

Das Fladenbrot quer halbieren. Die Hälften mit der Schnittfläche nach oben auf ein mit Backpapier ausgelegtes Blech legen.
Den Backofen auf 200 °C vorheizen. Den Thunfisch abtropfen
lassen. Die abgezogene Zwiebel in feine Ringe schneiden. Den
geschälten Knoblauch zerdrücken und unter die Tomaten mischen. Mit Salz und Pfeffer kräftig würzen und die Brothälften
damit bestreichen. Mit zerpflücktem Thunfisch und Zwiebel-
ringen belegen. Die »Pizza« mit Käse bestreuen und im vorgeheizten Backofen ca. 15 Minuten goldgelb backen.

TIPP
Die zweite Hälfte des Fladenbrots einfrieren oder schon belegen, mitbacken und dann tiefkühlen.

Fruchtige Hähnchenpfanne

Für 2 Portionen
Pro Portion: 364,5 kcal, 9 g Fett, 22,2 % Fettkalorien,
33,5 g Kohlenhydrate
Zubereitungszeit: ca. 30 Minuten
Marinierzeit: ca. 30 Minuten

250 g Hähnchenbrustfilet	*1 kleine Dose Ananas in Würfeln*
1 cm Ingwer	*1 TL Hühnerbouillon (Instant)*
2 EL Sojasauce	*250 ml Wasser*
1 TL Sonnenblumenöl	*1 Päckchen Currysauce*
1 kleine Zwiebel	*4 EL Kaffeesahne (4% Fett)*
2 Pfirsiche	*1 EL Mandelsplitter*

Das Hähnchenbrustfilet waschen, trockentupfen und in Streifen schneiden. Das Fleisch in eine Schüssel geben. Den Ingwer schälen, in kleine Würfel schneiden und zum Fleisch geben. Die Sojasauce hinzufügen und alles gut mischen. Zum Marinieren das Fleisch ca. ½ Stunde oder länger in den Kühlschrank stellen. In einer beschichteten Pfanne das Sonnenblumenöl heiß werden lassen und das marinierte Fleisch darin anbraten. Die Zwiebel und die Pfirsiche schälen und beide in Würfel schneiden. Ananas abtropfen lassen, dabei den Saft auffangen. Zwiebel, Pfirsich und Ananas zum Fleisch geben und mitbraten. Etwas Ananassaft zugießen und heiß werden lassen. Die Hühnerbouillon darin auflösen und alles ca. 5 Minuten kochen lassen. Das Wasser zugießen, erwärmen und die Currysauce einrühren. Unter Rühren aufkochen und bei geringer Hitze 1 Minuten kochen, dabei gelegentlich umrühren. Die Kaffeesahne unterrühren und heiß werden lassen. Die Mandelsplitter in einer Pfanne ohne Fett rösten und über die Hähnchenpfanne streuen.

Gefüllte Putenschnitzel

Für 2 Portionen
Pro Portion: 240 kcal, 6 g Fett, 22 % Fettkalorien,
4 g Kohlenhydrate
Zubereitungszeit: ca. 20 Minuten

2 dünne Putenschnitzel à 150 g
1 Scheiben gekochter Schinken
1 kleine Tomate
2 EL Gewürzketchup
2 Scheibletten Schmelzkäse (20% F.i.Tr.)
etwas gehacktes Basilikum, frisch oder tiefgekühlt
1 TL Olivenöl

Die Putenschnitzel mit dem Handballen leicht flach klopfen, salzen und pfeffern. Vom Schinken den Fettrand entfernen und die Scheibe halbieren. Die Tomate in 4 Scheiben schneiden. Auf jedem Schnitzel 1 EL Gewürzketchup verstreichen und 1 halbe Scheibe Schinken, 1 Scheiblette und 2 Tomatenscheiben darauf legen. Basilikum darüber streuen. Die Putenschnitzel zusammenklappen, mit Zahnstochern zusammenstecken und in einer beschichteten Pfanne im heißen Öl auf jeder Seite etwa 4 Minuten braten.

Gefülltes Hähnchenbrustfilet in Salbeisauce

Für 2 Portionen
Pro Portion: 685 kcal, 12 g Fett, 16 % Fettkalorien,
86 g Kohlenhydrate
Zubereitungszeit: ca. 35 Minuten

2 Hähnchenbrustfilets à 125 g	*1 TL Sonnenblumenöl*
Pfeffer	*⅛ l Brühe*
6 frische oder	*1 EL Saucenbinder*
½ TL getrocknete Salbeiblätter	*100 ml Kaffeesahne (4% Fett)*
30 g Gouda-Käse	*Salz*
(30% F.i.Tr.)	*Paprika*
40 g gekochter Schinken,	*200 g Tagliatelle*
ohne Fettrand	*(Bandnudeln)*

In die Hähnchenbrustfilets der Länge nach eine Tasche schneiden, innen und außen kräftig pfeffern. Mit einigen Salbeiblättern belegen (1 bis 2 Blätter oder Messerspitzen zum Abschmecken der Sauce zurückhalten). Käse und Schinken fein würfeln, mischen und die Filets damit füllen. Das Fleisch mit Rouladennadeln zusammenstecken und in Öl von allen Seiten anbraten. Mit Brühe ablöschen und alles bei milder Hitze ca. 20 Minuten schmoren. Das Fleisch herausnehmen und die Nadeln entfernen. Zum Warmhalten die Filets mit Alufolie abdecken. Den Saucenbinder in den Bratsud rühren, aufkochen lassen und die Kaffeesahne einrühren. Mit Pfeffer, Paprika, Salz und dem restlichen (klein geschnittenen oder zerriebenen) Salbei abschmecken und mit den nach Packungsanweisung gekochten Nudeln servieren.

TIPP
Dazu empfehlen wir Tomatensalat mit Basilikum.

Hähnchenbrust mit Ananas
(von Dani Mandeo)

Für 2 Portionen
Pro Portion: 480 kcal, 7 g Fett, 13,1 % Fettkalorien,
62 g Kohlenhydrate
Zubereitungszeit: ca. 25 Minuten

100 g Reis	*1 EL Öl*
Salz	*200 g Staudensellerie*
375 g Hähnchenbrustfilet	*1 kleine Dose Ananas*
Pfeffer	*5 EL Ananassaft*
5 g Mehl	*1 TL Sojasauce*

Den Reis in reichlich kochendem, gesalzenem Wasser 17 Minuten garen. Hähnchenbrustfilet klein schneiden, mit Salz und Pfeffer würzen und mit Mehl bestäuben. In heißem Öl von allen Seiten braten. Sellerie und Ananas in Stücke schneiden und zum Fleisch geben. Ananassaft und Sojasauce hinzufügen und das Ganze noch ca. 5 Minuten köcheln lassen. Das Fleisch mit dem Reis servieren.

Hähnchenbrust mit Tomatenkartoffeln
(von Dani Mandeo)

Für 2 Portionen
Pro Portion: 426,5 kcal, 7,5 g Fett, 15,8 % Fettkalorien,
38 g Kohlenhydrate
Zubereitungszeit: ca. 30 Minuten

400 g Kartoffeln
Salz
1 Packung passierte Tomaten
Pfeffer
Oregano, Basilikum, Thymian
1 EL Öl
350 g Hähnchenbrustfilets

Die Kartoffeln schälen, in Stücke schneiden und in leicht gesalzenem Wasser kochen. Die passierten Tomaten in einen großen Topf geben, mit Salz, Pfeffer, Oregano, Basilikum und Thymian würzen und bei geringer Hitze köcheln lassen. Die gekochten Kartoffeln in die Sauce geben. Das Öl in einer Pfanne erhitzen und das in Stücke geschnittene Fleisch unter Wenden darin braten. Das Fleisch mit Salz und Pfeffer würzen und in die Sauce zu den Kartoffeln geben.

TIPP
Die Kartoffeln und die Sauce kann man sehr gut morgens vorbereiten. Dann hat die Sauce länger Zeit zu ziehen und die Gewürze aufzunehmen. Aufgewärmt schmeckt sie fast noch besser. Manchmal mache ich noch Knoblauch rein. Dazu passt ein frischer Salat optimal.

Hähnchengeschnetzeltes in Senfsauce

Für 2 Portionen
Pro Portion: 279 kcal, 7 g Fett, 23 % Fettkalorien,
10 g Kohlenhydrate
Zubereitungszeit: ca. 15 Minuten

2 Hähnchenbrustfilets à 150 g
1 Zucchini
1 Knoblauchzehe
1 TL Öl
1 EL grobkörniger Senf
1 TL süßer Senf
100 ml Kaffeesahne (4% Fett)
½ TL Zitronensaft
Salz, Pfeffer
1 Prise Zucker
½ Bund Dill

Die Hähnchenbrustfilets in Streifen und die Zucchini in Scheiben schneiden. Den Knoblauch abziehen und fein hacken. Das
Fleisch im heißen Öl anbraten. Zucchini und Knoblauch hinzufügen und kurz mitdünsten. Beide Senfsorten und die Kaffeesahne unterrühren. Mit Zitronensaft, Salz, Pfeffer und Zucker
abschmecken. Abgezupften Dill darüber streuen.

TIPP
Dazu empfehlen wir Reis oder Nudeln und Salat.

Hähnchenragout in Basilikumsauce

Für 2 Portionen
Pro Portion: 295 kcal, 8,5 g Fett, 26 % Fettkalorien,
7,5 g Kohlenhydrate
Zubereitungszeit: ca. 30 Minuten

350 g Hähnchenbrustfilet
1 TL Sonnenblumenöl
1 TL Butter
150 ml Wasser
1 Würfel Klare Fleischsuppe
½ Bund Basilikum
1 EL Zitronensaft
100 ml Kaffeesahne (4% Fett)
Pfeffer aus der Mühle
1 Prise Zucker
1 EL Saucenbinder für helle Saucen

Das Hähnchenbrustfilet abspülen, trockentupfen und in Würfel schneiden. In einer Pfanne Sonnenblumenöl und Butter heiß werden lassen und das Fleisch darin unter Wenden goldbraun braten. Das Wasser zugießen, zum Kochen bringen und den Brühwürfel darin auflösen. Das Ganze bei geringer Hitze ca. 10 Minuten köcheln lassen. Basilikum waschen und die Blättchen von den Stielen zupfen. 4 Basilikumblättchen zur Dekoration beiseite legen, die restlichen mit Zitronensaft und Kaffeesahne mit einem Mixstab pürieren. Das Basilikumpüree unter das Ragout rühren, mit Pfeffer und Zucker würzen, abschmecken und alles kurz in der Pfanne heiß werden lassen. Mit Saucenbinder binden und mit Basilikumblättchen garniert servieren.

Hühnercurry

Für 2 Portionen
Pro Portion: 301,5 kcal, 7 g Fett, 20,8 % Fettkalorien,
25 g Kohlenhydrate
Zubereitungszeit: ca. 30 Minuten

250 g Zwiebeln	*1 TL Zucker*
250 g Möhren	*3 EL Wasser*
1 kleiner Apfel	*1 TL Klare Hühnerbouillon (Glas)*
250 g Hähnchenbrustfilet	*10 g Korinthen*
1 EL Sonnenblumenöl	*1 Prise Zimt*
1 TL Curry	

Die Zwiebeln schälen und würfeln. Die Möhren in Scheiben schneiden. Den Apfel schälen und in Spalten schneiden. Das Hähnchenbrustfilet in Streifen schneiden. In einer Pfanne das Öl heiß werden lassen, Curry zufügen und das klein geschnittene Gemüse und Fleisch darin gut anbraten. Zucker darüber streuen und karamellisieren lassen. Mit dem Wasser ablöschen. Klare Hühnerbouillon darüber streuen und verrühren. Die Korinthen zugeben und alles ca. 20 Minuten kochen. Mit Zimt würzen und abschmecken.

TIPP
Servieren Sie dazu Reis und einen frischen Salat.

Hühnertopf mit Möhren und Brokkoli

Für 2 Portionen
Pro Portion: 252 kcal, 4,5 g Fett, 16 % Fettkalorien,
21 g Kohlenhydrate
Zubereitungszeit: ca. 30 Minuten

1 TL Sonnenblumenkerne	*150 g Möhren*
½ l Wasser	*150 g TK-Brokkoli*
1 Würfel Klare Hühnerbouillon	*200 g Hähnchenbrustfilet*
200 g Kartoffeln	*1 EL gehackte Petersilie*

Die Sonnenblumenkerne in einem Topf ohne Fett unter ständigem Rühren rösten, herausnehmen und beiseite stellen. Das Wasser im Topf heiß werden lassen und den Bouillonwürfel darin auflösen. Die geschälten Kartoffeln in Würfel und die Möhren in Scheiben schneiden. Beides in die Brühe geben und garen. Inzwischen das Hähnchenbrustfilet in dünne Scheiben schneiden. Nach 10 Minuten den Brokkoli in den Topf geben. Wenn die Brühe wieder kocht, das Fleisch hinzufügen und noch 5 Minuten mitgaren. Mit Petersilie und den Sonnenblumenkernen bestreuen.

Königsberger Klopse

Für 2 Portionen
Pro Portion: 349 kcal, 9 g Fett, 23 % Fettkalorien,
29 g Kohlenhydrate
Zubereitungszeit: ca. 25 Minuten

250 g Tatar	*1 Zwiebel*
50 g Paniermehl	*1 Lorbeerblatt*
1 TL Sardellenpaste	*2 EL Saucenbinder*
30 g Magerquark	*1 TL Zitronensaft*
1 Ei	*2 EL Kaffeesahne (4% Fett)*
Salz, Pfeffer	*50 g Kapern*
1 l Fleischbrühe	

Tatar, Paniermehl, Sardellenpaste, Quark und Ei vermengen und kräftig mit Salz und Pfeffer abschmecken. Aus dem Teig 4 Klopse formen. Inzwischen die Fleischbrühe zum Kochen bringen und die geschälte Zwiebel und das Lorbeerblatt hinzufügen. Die Klopse einlegen und bei geringer Hitze etwa 20 Minuten garziehen lassen. Von der Fleischbrühe einen Viertelliter abmessen, aufkochen und unter Rühren den Saucenbinder einstreuen. Etwa 1 Minute kochen lassen, mit Zitronensaft, Kaffeesahne, Salz und Pfeffer abschmecken und die Kapern unterrühren.

TIPP
Mit Salzkartoffeln und Salat anrichten.

Minutensteaks mit Apfel-Zwiebel-Sauce

Für 2 Portionen
Pro Portion: 335 kcal, 5 g Fett, 13,5 % Fettkalorien,
38 g Kohlenhydrate
Zubereitungszeit: ca. 25 Minuten

1 TL Chilisauce	*1 Kopf Radicchiosalat*
1 EL gehackter Rosmarin	*1 Zwiebel*
2 TL Olivenöl	*1 Apfel*
4 dünne Minutensteaks à 60 g	*50 ml Apfelsaft*
350 g Kartoffeln	*2 EL Apfelessig*
3 EL Gemüsebrühe	*1 TL Honig*

Die Chilisauce mit je 1 TL Rosmarin und Öl verrühren und die
Steaks dünn damit bestreichen. Das Fleisch zugedeckt stehen
lassen. Die Kartoffeln schälen und in Stücke schneiden und
mit dem restlichen Rosmarin in einem TL Olivenöl anbraten.
Die Brühe zugießen und alles bei geringer Hitze 10 Minuten
unter Rühren dünsten. Warm stellen. Radicchio putzen und die
Blätter in lange, 2 cm breite Streifen schneiden. Die abgezogene
Zwiebel und den Apfel würfeln und im Apfelsaft andünsten.
Apfelessig und Honig unterrühren und einmal aufkochen. Die
Steaks im Kontaktgrill oder in der beschichteten Pfanne von
jeder Seite knapp 1 Minute grillen. Radicchio, Kartoffeln und
je 2 Steaks auf 2 Teller verteilen und mit der Apfel-Zwiebel-
Sauce beträufeln.

Nudeln mit Thunfischsauce

Für 2 Portionen
Pro Portion: 539 kcal, 2 g Fett, 3,5 % Fettkalorien,
99 g Kohlenhydrate
Zubereitungszeit: ca. 20 Minuten

250 g Spiralnudeln
1 Packung gewürfelte Tomaten mit Kräutern
1 Würfel Gemüsebrühe
1 Knoblauchzehe
1 TL Zucker
Pfeffer aus der Mühle
1 Dose Thunfisch im eigenen Saft
150 g Kirschtomaten

Die Nudeln nach Packungsanleitung kochen. Die Tomaten aufkochen und den Brühwürfel darin auflösen. Den Knoblauch
zerdrücken. Die Sauce mit Zucker, Pfeffer und Knoblauch würzen. Den Thunfisch abgießen und grob zerpflücken. Die Tomaten halbieren oder vierteln. Tomaten und Fisch in die Sauce geben und erhitzen. Die Sauce abschmecken, unter die Nudeln
mischen oder getrennt dazu reichen.

Paprika-Hähnchen-Pfanne

Für 2 Portionen
Pro Portion: 603 kcal, 5 g Fett, 7,5 % Fettkalorien,
90,5 g Kohlenhydrate
Zubereitungszeit: ca. 15 Minuten
Garzeit: ca. 20 Minuten

2 Hähnchenbrustfilets à 150 g
Salz, Pfeffer
Paprika
1 kleine Zwiebel
je 1 Paprikaschote rot und gelb
1 TL Sonnenblumenöl
200 g Reis
½ l Wasser
4 EL flüssiger Würzfond Huhn
150 g TK-Erbsen

Die Hähnchenbrustfilets mit Salz, Pfeffer und Paprika würzen.
Die Zwiebel schälen und würfeln. Die Paprikaschoten entkernen, die hellen Innenhäute entfernen und in Würfel schneiden.
In einer Pfanne das Öl erhitzen und das Fleisch darin von allen
Seiten anbraten. Zwiebel- und Paprikawürfel sowie den Reis
zugeben und kurz dünsten. Das Wasser zugießen und zum Kochen bringen. Den Würzfond hinzufügen. Die Reispfanne bei
geringer Hitze zugedeckt ca. 20 Minuten ausquellen lassen.
Kurz vor Ende der Garzeit die Erbsen zugeben und heiß werden lassen. Mit Pfeffer abschmecken und auf Tellern angerich-
tet servieren.

Penne mit Entenragout

Für 2 Portionen
Pro Portion: 641 kcal, 8,5 g Fett, 11,9 % Fettkalorien,
83,5 g Kohlenhydrate
Zubereitungszeit: ca. 25 Minuten

200 g Nudeln,   *1 EL Tomatenmark*
zum Beispiel Penne Rigate   *½ Bund Basilikum*
Salz   *1 Zweig Oregano*
1 Entenbrust (350 g)   *100 ml Gemüsebrühe*
500 g Tomaten   *Balsamico-Essig*
1 EL Olivenöl   *Pfeffer*
1 Zwiebel   *1 Prise Zucker*
1 Knoblauchzehe

Die Nudeln in reichlich Salzwasser bissfest kochen. Von der Entenbrust die Haut und das Fett entfernen und das Fleisch in feine Streifen schneiden. Die Tomaten kreuzweise einschneiden, mit kochendem Wasser übergießen, häuten, vierteln und entkernen. Das Fruchtfleisch längs in dünne Spalten schneiden. Das Öl in einer beschichteten Pfanne erhitzen und die Fleischstreifen darin ca. 3 Minuten unter ständigem Wenden anbraten. Herausnehmen und zum Warmhalten mit Alufolie abdecken. Zwiebel und Knoblauch schälen, hacken und in der Pfanne kurz dünsten. Tomatenmark zufügen und anschwitzen. Die Blättchen von den Kräutern zupfen, klein schneiden, einige für die Dekoration zurückhalten. Die Kräuterblättchen mit den Tomatenspalten in die Pfanne geben. Mit Gemüsebrühe angießen und alles ca. 8 Minuten bei mittlerer Hitze köcheln lassen. Das Fleisch in die Sauce geben, mit Essig, Salz, Pfeffer und Zucker abschmecken. Das Entenragout mit den restlichen Kräutern bestreuen und mit den Nudeln servieren

Pizza à la Dani
(von Dani Mandeo)

Für 4 Portionen
Pro Portion: 610 kcal, 11,75 g Fett, 17,3 % Fettkalorien,
83,5 g Kohlenhydrate
Zubereitungszeit: ca. 10 Minuten
Gehzeit: ca. 45 Minuten
Backzeit: ca. 35 Minuten

Für den Teig
450 g Mehl
1 TL Salz
1 Päckchen Trockenhefe
¼ l handwarmes Wasser
1 EL Öl (damit der Teig geschmeidig bleibt)

Für den Belag
1 Packung passierte Tomaten
Oregano
Basilikum
Salz, Pfeffer
200 g Champignons in Scheiben
200 g gekochter Schinken ohne Fettrand, gewürfelt
150 g Käse (30% F.i.Tr.)

Die Zutaten für den Teig in der oben angegebenen Reihenfolge
vermischen und gut durchkneten. Den Teig mindestens 30 Minuten gehen lassen, bis sich sein Volumen verdoppelt hat. Inzwischen den Backofen auf 225 °C vorheizen. Die passierten
Tomaten mit Oregano, Basilikum, Salz und Pfeffer würzen. Den
Teig auf Backpapier ausrollen und auf ein Backblech legen. Mit
Tomatensauce bestreichen und mit den Zutaten belegen. Den

Käse darüber streuen und noch einmal 15 Minuten gehen lassen. Das Blech auf der mittleren Schiene im vorgeheizten Backofen ca. 35 Minuten backen.

TIPP

Aus dem Teig mehrere kleine, runde Pizzen formen, mit Tomatensauce bestreichen. Ca. 10 Minuten vorbacken, abkühlen lassen und einfrieren. Bei Bedarf einzeln herausnehmen, tiefgekühlt belegen und fertig backen.

Puten-Aprikosen-Auflauf

Für 2 Portionen
Pro Portion: 443 kcal, 11,5 g Fett, 23,4 % Fettkalorien,
39,5 g Kohlenhydrate
Zubereitungszeit: ca. 45 Minuten

1 Dose Aprikosen
(425 ml/255 g)
2 Putenschnitzel à 150 g
½ Bund Lauchzwiebeln
1 EL Halbfettmargarine
1 gehäufter EL Mehl
⅛ l Hühnerbrühe

2 EL Mangochutney
1 TL eingelegter grüner Pfeffer
Salz
weißer Pfeffer aus der Mühle
1 TL Curry
1 TL Sonnenblumenöl
50 g geriebener Edamer Käse
(30% F.i.Tr.)

Die Aprikosen abtropfen lassen, den Saft auffangen und ⅛ l
abmessen. Die Putenschnitzel waschen, trockentupfen und in
Stücke schneiden. Die Lauchzwiebeln putzen, waschen und in
dünne Ringe schneiden. Margarine vorsichtig im Topf erhitzen, das Mehl zufügen und unter Rühren anschwitzen. Mit
dem Aprikosensaft und der Hühnerbrühe ablöschen und kurz
aufkochen lassen. Mangochutney, grünen Pfeffer, Lauchzwiebeln und Curry unterrühren. Mit Salz und Pfeffer würzen und
abschmecken. In der Zwischenzeit den Backofen auf 225 °C
vorheizen. Eine beschichtete Pfanne erhitzen, mit wenig Öl
ausstreichen und die Schnitzel darin auf jeder Seite etwa 2 Minuten braten. Mit Salz und Pfeffer würzen. Mit dem restlichen
Öl eine Auflaufform einfetten, die Aprikosen einfüllen und die
Schnitzel darauf verteilen. Die Sauce darüber gießen und mit
Käse bestreuen. Im vorgeheizten Backofen ca. 15 Minuten
überbacken.

Putengulasch aus der Provence

Für 2 Portionen
Pro Portion: 399 kcal, 11 g Fett, 25 % Fettkalorien,
15 g Kohlenhydrate
Zubereitungszeit: ca. 15 Minuten
Garzeit: ca. 35 Minuten

300 g Zwiebeln
375 g Putengulasch
1 TL Olivenöl
⅛ l trockener Weißwein
¼ l Hühnerbrühe
50 ml Kaffeesahne (4% Fett)
1 TL getrockneter Thymian
Salz, Pfeffer
½ Glas grüne Oliven mit Paprika gefüllt (150 ml)
1 EL heller Saucenbinder

Die Zwiebeln abziehen und achteln. Das Fleisch in mundgerechte Stücke schneiden. Das Öl erhitzen und das Gulasch
rundherum kräftig anbraten. Die Zwiebeln hinzufügen und
mit anbraten. Weißwein und Brühe zufügen und mit Thymian,
Salz und Pfeffer würzen. Zugedeckt ca. 35 Minuten bei geringer
Hitze schmoren lassen. Die Oliven abgießen und halbieren. Das
Gulasch mit dem Saucenbinder leicht binden, die Sahne unterrühren und die Oliven hinzugeben. Gulasch abschmecken, vorsichtig beim Salzen sein, da die Oliven auch schon salzig sind.

TIPP
Servieren Sie dazu eine Wildreismischung.

Putenschnitzel mit Curry-Kokos-Sauce und Ananas

Für 2 Portionen
Pro Portion: 705,5 kcal, 12 g Fett, 15,3 % Fettkalorien,
103,5 g Kohlenhydrate
Zubereitungszeit: ca. 30 Minuten

200 g Basmati-Reis
2 Putenschnitzel à 150 g
Salz, Pfeffer
1 TL Sonnenblumenöl
2 EL Kokosflocken
1 kleine Dose Ananas in Stücken
1 Beutel Curryrahmsauce
2 EL Kaffeesahne (4% Fett)

Den Reis nach Packungsanweisung kochen. Die Putenschnitzel mit Salz und Pfeffer würzen. In einer Pfanne das Öl heiß werden lassen und die Schnitzel von beiden Seiten darin anbraten. Herausnehmen und warm stellen. Die Kokosflocken in dem Bratfett anrösten. Ananas abtropfen lassen, dabei den Saft auffangen. Die Ananas zu den Kokosflocken geben und mitbraten. Den Saft mit Wasser auf 200 ml auffüllen und zugießen. Die Curryrahmsauce einrühren und zum Kochen bringen. Bei geringer Hitze ca. 1 Minute kochen. Kurz vor dem Servieren die Kaffeesahne unterrühren (nicht mehr kochen). Die Sauce zu dem Putenschnitzel und dem Reis servieren.

Rosmarinhähnchen mit Schafskäse

Für 2 Portionen
Pro Portion: 355 kcal, 8 g Fett, 20,3 % Fettkalorien,
29,5 g Kohlenhydrate
Zubereitungszeit: ca. 10 Minuten
Marinierzeit: ca. 30 Minuten
Garzeit: ca. 60 Minuten

3 EL Kaffeesahne (4 % Fett)
1–2 EL Honig
2 Knoblauchzehen, zerdrückt
1 EL getrockneter Rosmarin
etwas Chilipulver
Salz, Pfeffer
2 Hähnchenbrustfilets à 125 g
250 g Kartoffel
75 g Schafskäse (40% Fett)

Sahne, Honig, Knoblauch, Rosmarin, Chilipulver, Salz und Pfeffer in einer Schüssel verrühren. Das Fleisch zugeben, mit der Marinade gut mischen und mindestens 30 Minuten darin ziehen lassen. Den Backofen auf 200 °C vorheizen. In der Zwischenzeit die Kartoffeln schälen, in ca. 2 cm dicke Scheiben schneiden und auf einem mit Backpapier ausgelegten Blech verteilen. Salzen und pfeffern und im vorgeheizten Backofen etwa 30 Minuten garen. Den Schafskäse über den Kartoffeln verteilen. Das Fleisch aus der Marinade nehmen, auf den Grillrost des Backofens legen und über das Blech mit den Kartoffeln schieben. Weitere 30 Minuten backen, bis das Fleisch und die Kartoffeln gar sind.

Schneller Gemüse-Hackfleisch-Eintopf

Für 2 Portionen
Pro Portion: 310 kcal, 6 g Fett, 17,4 % Fettkalorien,
38,5 g Kohlenhydrate
Zubereitungszeit: ca. 40 Minuten

100 g Tatar	*½ Kohlrabi*
1 Päckchen	*½ Fenchelknolle*
TK-Mexikanische Kräuter à 25 g	*¾ l Gemüsebrühe*
1 Ei	*40 g Suppennudeln*
1 EL Paniermehl	*¼ l Tomatensaft*
Salz, Pfeffer	*2 EL Tomatenmark*
1–2 Möhren	*75 g TK-Erbsen*

Tatar, Kräuter, Ei, Paniermehl, Salz und Pfeffer zu einem glatten Teig verarbeiten. Das Gemüse putzen und in Stücke schneiden. Die Gemüsebrühe aufkochen. Die Nudeln und das vorbereitete Gemüse in die Brühe geben und bei kleiner Hitze etwa 5 Minuten kochen lassen. Tomatensaft, Tomatenmark und Erbsen dazugeben. Das vorbereitete Hackfleisch mit den Händen zu Flöckchen zupfen und in den kochenden Eintopf streuen. Umrühren und die Hackfleischflöckchen zugedeckt auf der ausgeschalteten Kochstelle etwa 10 Minuten ziehen lassen. Den Eintopf mit Pfeffer und Salz abschmecken.

Schnelles Hühnerfrikassee

Für 2 Portionen
Pro Portion: 338 kcal, 4 g Fett, 10,6 % Fettkalorien,
31 g Kohlenhydrate
Zubereitungszeit: ca. 25 Minuten

250 g Hähnchenbrustfilet
1 EL flüssiger Würzfond Geflügel
Pfeffer aus der Mühle
200 ml Wasser
100 ml Kaffeesahne (4% Fett)
2 EL heller Fix-Saucenbinder
75 g Spargelstücke aus der Dose
75 g TK-Erbsen
Salz
Muskat
1 TL Zitronensaft
1 EL gehackte Petersilie

Das Hähnchenbrustfilet mit Würzfond und Pfeffer in 200 ml kochendes Wasser geben und etwa 10 Minuten köcheln lassen. Das Fleisch herausnehmen und in mundgerechte Stücke schneiden. Die Brühe und Kaffeesahne hinzufügen und aufkochen. Den Saucenbinder unter Rühren einstreuen und alles 1 Minute köcheln lassen. Spargel, Erbsen und Fleisch zufügen und heiß werden lassen. Mit Salz, Pfeffer, Muskat und Zitronensaft abschmecken und Petersilie darüber streuen.

TIPP
Dazu empfehlen wir Reis und einen knackigen Salat.

Schweinefilet in Apfelwein

Für 2 Portionen
Pro Portion: 281 kcal, 7 g Fett, 22 % Fettkalorien,
11,5 g Kohlenhydrate
Zubereitungszeit: ca. 40 Minuten

1 Schweinefilet à 250 g
1 TL Sonnenblumenöl
⅛ l Apfelwein oder -saft
2 große Zwiebeln
125 g Champignons in Scheiben aus der Dose
1 Brühwürfel Fleischbrühe
ca. 1 EL dunkler Saucenbinder
50 ml Kaffeesahne (4% Fett)
Salz, Pfeffer

Das Fleisch in heißem Öl anbraten und mit Apfelwein ablöschen. Die Zwiebeln abziehen und in feine Ringe schneiden. Die Champignons abgießen und mit den Zwiebeln und dem Brühwürfel zum Fleisch geben und bei geringer Hitze etwa 30 Minuten garen. Den Saucenbinder in die Sauce rühren und aufkochen lassen. Die Kaffeesahne unterziehen und das Ganze mit Salz und Pfeffer abschmecken.

Schweinefilets Barbecue

Für 2 Portionen
Pro Portion: 242 kcal, 3,5 g Fett, 13 % Fettkalorien,
19 g Kohlenhydrate
Zubereitungszeit: ca. 60 Minuten
Marinierzeit: über Nacht

300 g Schweinefilet
150 ml Tomatenketchup
1 EL Honig
1 EL Balsamicoessig
½ EL Worcestersauce
¼ TL Tabasco oder Cayennepfeffer
¼ TL schwarzer Pfeffer
½ TL Curry
¼ TL Thymian
¼ TL Majoran

Das Schweinefilet in eine Auflaufform legen. Tomatenketchup
mit den restlichen Zutaten verrühren und abschmecken. Die
Sauce über das Fleisch gießen und zugedeckt über Nacht im
Kühlschrank durchziehen lassen. Den Backofen auf 200 °C vorheizen und das Filet ca. 40 Minuten garen. Fleisch herausnehmen und kurz ruhen lassen, dann in Scheiben schneiden. Die
Sauce mit etwas Wasser aufkochen. Das Fleisch mit der Sauce
auf Tellern anrichten und servieren.

TIPP
Dazu empfehlen wir gemischten Salat und Ofenkartoffeln oder
Fladenbrot.

Schweinefilet-Spieße mit Apfelsauce

Für 2 Portionen
Pro Portion: 240 kcal, 7 g Fett, 22 % Fettkalorien,
18 g Kohlenhydrate
Zubereitungszeit: ca. 30 Minuten
Marinierzeit: ca. 30 Minuten

250 g Schweinefilet
6 Salbeiblätter
1 Knoblauchzehe
¼ TL Meersalz
2 EL Calvados oder Apfelsaft
2 kleine säuerliche Äpfel
Salz
6 kleine Schalotten
Pfeffer
125 ml Gemüsebrühe
Zucker
Öl zum Bestreichen der Spieße

Das Fleisch abspülen, trockentupfen und in dünne Scheiben schneiden. Die Salbeiblätter fein zerkleinern. Den Knoblauch abziehen, zerdrücken und mit dem Salbei, Meersalz und 1 EL Calvados verrühren. Die Fleischscheiben untermischen und 30 Minuten im Kühlschrank marinieren. Die Äpfel schälen, vierteln, entkernen und jedes Viertel in 3 Spalten schneiden. Die Apfelspalten kurz in kaltes Salzwasser tauchen und abtropfen lassen. Die Schalotten abziehen und abwechselnd mit den Fleischstücken und Apfelspalten (ein paar Spalten zurückbehalten!) auf 4 Schaschlikspieße stecken und mit dem restlichen Calvados bestreichen. Die Spieße in einer großen beschichteten oder mit Bratfolie ausgelegten Pfanne auf jeder

Seite 3 bis 4 Minuten braten, bis sie braun sind. Herausnehmen und in Alufolie warm halten. Die restlichen Apfelspalten würfeln und in der Pfanne im Bratsud 1 bis 2 Minuten schwenken. Die Gemüsebrühe zugießen und mit Salz, Pfeffer und Zucker abschmecken. Die Sauce zu den Spießen servieren.

TIPP
Bestreichen Sie die Schaschlikspieße mit Öl, bevor Sie die Zutaten darauf stecken, so lässt sich nach dem Garen alles leichter wieder abstreifen.

Schweinefleisch süß-sauer mit Ananas

Für 2 Portionen
Pro Portion: 265 kcal, 5,5 g Fett, 18,5 % Fettkalorien,
23,5 g Kohlenhydrate
Zubereitungszeit: ca. 10 Minuten
Marinierzeit: ca. 10 Minuten

2 EL Sojasauce
3 EL Ananassaft
1 TL Sonnenblumenöl
2 EL Zucker
1 TL Speisestärke
Salz, Pfeffer
250 g Schweinefilet
1 kleine Dose Ananas in Stücken
60 g Sojasprossen

Aus Sojasauce, Ananassaft, ½ TL Sonnenblumenöl, Zucker, Speisestärke, Salz und Pfeffer eine Marinade rühren. Das Schweinefilet würfeln und ca. 10 Minuten in der Marinade einlegen. Ananas in kleine Würfel schneiden. Das Fleisch abtropfen lassen und portionsweise im restlichen Öl anbraten. Die Marinade zugießen und etwa 3 Minuten kochen. Ananas und Sojasprossen zugeben, erhitzen und mit Salz und Pfeffer abschmecken.

Schweinemedaillons mit fruchtiger Sauce

Für 2 Portionen
Pro Portion: 237 kcal, 6 g Fett, 23 % Fettkalorien,
15 g Kohlenhydrate
Zubereitungszeit: ca. 25 Minuten
Marinierzeit: ca. 3 Stunden

250 g Schweinefilet
2 Lauchzwiebeln
½ TL brauner Zucker
1 EL gehackte Petersilie
abgeriebene Schale und Saft von ½ Grapefruit
Salz, Pfeffer
1 TL Olivenöl
75 g Apfelmus, ungesüßt
75 ml Hühnerbrühe (Instant)
1 Grapefruit

Das Schweinefilet in 5 mm dicke Scheiben schneiden. Die Lauchzwiebeln fein hacken. Fleisch, Lauchzwiebeln, Zucker, Petersilie,
Grapefruitsaft und -schale in eine Schüssel geben. Mit Salz und
Pfeffer würzen und alles gut mischen. Abgedeckt mindestens
3 Stunden kühl stellen. Die Fleischscheiben abtropfen lassen. Die
Marinade beiseite stellen. Das Öl in einer Pfanne erhitzen und
das Fleisch rundherum gut anbraten. Apfelmus, Hühnerbrühe
und Marinade mischen und über das Fleisch gießen. Den Pfan-
nendeckel auflegen und alles bei geringer Hitze etwa 7 Minuten
garen. Die Grapefruit filetieren und zum Fleisch geben. Kurz erhitzen und servieren.

Schweinemedaillons mit Pfirsich und Gorgonzola

Für 2 Portionen
Pro Portion: 769 kcal, 19 g Fett, 22 % Fettkalorien,
88 g Kohlenhydrate
Zubereitungszeit: ca. 30 Minuten

6 Schweinemedaillons (400 g)
Salz, Pfeffer
1 TL Sonnenblumenöl
1 Knoblauchzehe
6 Pfirsichhälften aus der Dose
75 g Gorgonzola
1 Baguette (250 g)

Die Schweinemedaillons waschen, trockentupfen, mit Salz und Pfeffer würzen. Das Öl in einer beschichteten Pfanne erhitzen und die Medaillons auf jeder Seite jeweils 5 Minuten anbraten. Die Knoblauchzehe abziehen, in dünne Scheiben schneiden und mitdünsten. Die Pfirsichhälften abtropfen lassen. Den Gorgonzola in dünne Scheiben schneiden. Die Medaillons nebeneinander in eine Auflaufform setzen, jedes mit einer Pfirsichhälfte und Gorgonzola belegen. Den Backofen auf 200 °C vorheizen. Das Baguette mit den Schweinemedaillons in den vorgeheizten Ofen schieben und alles etwa 10 Minuten backen.

Überbackene Schnitzel
(von Iris Koch)

Für 2 Portionen
Pro Portion: 315,5 kcal, 10 g Fett, 28,5 % Fettkalorien,
2 g Kohlenhydrate
Zubereitungszeit: ca. 25 Minuten

2 Schnitzel
2 Knoblauchzehen
Salz, Pfeffer
Thymian
1 TL Olivenöl
4 Scheiben Lachsschinken
2 kleine Tomaten
100 g Zottarella light (Mozzarella)

Die Schnitzel waschen, trockentupfen. Den Knoblauch schälen. Die Schnitzel mit Knoblauch einreiben, salzen, pfeffern und mit Thymian bestreuen. Den Backofen auf 180 °C vorheizen. Das Olivenöl in einer beschichteten Pfanne erhitzen. Die Schnitzel darin anbraten, von der einen Seite 4 Minuten, von der anderen Seite 2 Minuten. Die Schnitzel mit der kürzer angebratenen Seite nach oben in eine feuerfeste Form legen und mit jeweils 2 Scheiben Lachsschinken belegen. Die Tomaten waschen und in Scheiben schneiden. Den Mozzarella abtropfen lassen und in Scheiben schneiden. Erst die Tomaten auf den Lachsschinken geben, dann den Mozzarella. Im vorgeheizten Backofen ca. 10 bis 15 Minuten überbacken, bis der Käse geschmolzen ist.

Zucchini-Fisch-Auflauf
(von Heidi Wilhelm)

Für 2 Portionen
Pro Portion: 269,8 kcal, 7,7 g Fett, 25,7% Fettkalorien,
10 g Kohlenhydrate
Zubereitungszeit: ca. 20 Minuten
Backzeit: ca. 20 Minuten

1 Zwiebel
1 rote Paprikaschote
300 g Zucchini
verschiedene Kräuter nach Geschmack,
zum Beispiel Thymian, Rosmarin, Basilikum
etwas Olivenöl
1 Packung Tomaten in Stücken
Salz, Pfeffer
Paprika, edelsüß
2 Scheiben Seelachsfilet à 150 g
50 g Leerdamer light, gerieben

Zwiebeln und Paprika in Streifen und die Zucchini in Scheiben
schneiden. Die Kräuter hacken. Eine beschichtete Pfanne erhitzen, mit Öl ausreiben und das vorbereitete Gemüse andünsten.
Die Tomaten über das Gemüse geben und alles mit Salz, Pfeffer,
Paprika und den Kräutern würzen. Das Ganze in der geschlossenen Pfanne ca. 10 Minuten bei geringer Hitze köcheln lassen. Den Backofen auf 220 °C vorheizen. Die Seelachsfilets mit
Salz und Pfeffer würzen und nebeneinander in eine flache Auflaufform legen. Die Gemüsemischung darüber verteilen und ca.
12–15 Minuten im vorgeheizten Ofen backen. Den Käse gleichmäßig über den Auflauf streuen und nochmals für ca. 8 Minuten in den Backofen geben, bis der Käse zerlaufen ist.

TIPP

Wenn es mal ganz schnell gehen muss, eine Packung tiefgefro-
renes Ratatouille-Gemüse verwenden. Zum Zucchini-Fisch-
Auflauf schmeckt Reis oder Baguette.

Klassische Spaghetti mit Tomatensauce
(von Claudia Kuhlen)

Für 2 Portionen
Pro Portion: 384 kcal, 1,5 g Fett, 3,4 % Fettkalorien,
78,8 g Kohlenhydrate
Zubereitungszeit: ca. 30 Minuten

200 g Spaghetti
Salz
250 g Tomaten
Pfeffer
Knoblauch nach Geschmack
frisches Basilikum
Oregano

Die Spaghetti in Salzwasser al dente kochen. Die Tomaten überbrühen, abziehen, entkernen und würfeln. Tomatenwürfel in einen Topf geben und langsam köcheln lassen. Die Gewürze dazugeben und unterrühren. Die Sauce abschmecken und zu den Nudeln servieren.

TIPP zu Fleischgerichten von Claudia Kuhlen
Um eine schmackhafte Sauce zum Fleisch servieren zu können, Gemüse (Brokkoli und Paprika eignen sich hervorragend) pürieren und würzen. Passt auch zu Fisch und ist in jedem Fall LOW FETT 30.

Tomatensuppe
(von Iris Koch)

Für 2 Portionen
Pro Portion: 219 kcal, 2,5 g Fett, 9,4% Fettkalorien,
29 g Kohlenhydrate
Zubereitungszeit: ca. 30 Minuten

600 g Tomaten
150 ml Wasser
1 Knoblauchzehe
2 EL Tomatenmark
50 g Reis
Pfeffer, Salz
Basilikum, Bärlauch
100 g Kochschinken

Die Tomaten kreuzweise einritzen, überbrühen, abziehen und in kleine Stücke schneiden. Das Wasser zum Kochen bringen und den Knoblauch hineinpressen. Die Tomatenstücke zugeben und kurz aufkochen lassen. Die erhitzten Tomaten pürieren, Tomatenmark einrühren und Reis zugeben. Das Ganze bei mittlerer Hitze ca. 15 Minuten köcheln lassen, bis der Reis gar ist. Mit Pfeffer, Salz, Basilikum und Bärlauch würzen. Den Kochschinken in feine Streifen schneiden und in die Suppe geben. Kurz erwärmen.

Wrapper mit Putenbrust, Eisbergsalat und Paprika
(von Ingo Ohmen)

Für 4 Portionen
Pro Portion: 619 kcal, 5,1 g Fett, 20,3 % Fettkalorien,
87 g Kohlenhydrate
Zubereitungszeit: ca. 25 Minuten

½ Eisbergsalat	2 EL Sonnenblumenöl
je 1 rote und gelbe Paprikaschote	Jodsalz
1 Knoblauchzehe	Pfeffer aus der Mühle
1 Zwiebel	Paprika, edelsüß
1 kleine rote Chilischote	4 Weizentortillas
300 g Putenbrustfilet	80 g Gouda-Käse

Eisbergsalat und Paprika waschen, putzen und in Streifen schneiden. Knoblauch und Zwiebel schälen und klein schneiden. Die Chilischote entkernen und in feine Ringe schneiden. Den Gouda auf einer Reibe grob raspeln. Das Putenbrustfilet abspülen, trockentupfen und in Würfel schneiden. Nun das Sonnenblumenöl in einer Pfanne erhitzen und die Putenwürfel darin rundum ca. 5 Minuten goldbraun braten. Paprika, Knoblauch, Zwiebeln und Chili zugeben und unter Rühren ca. 8 Minuten mitdünsten. Mit Salz, Pfeffer und Paprikapulver nach Geschmack würzen. In einer großen beschichteten Pfanne die Weizentortillas von beiden Seiten kurz erhitzen, damit sie weich und geschmeidig werden. Anschließend den Eisbergsalat und die Puten-Gemüse-Mischung auf den Tortillafladen verteilen und den Käse darüber streuen. Die Tortillas aufrollen und in der Mitte durchschneiden.

Geflügelreis
(von Ingo Ohmen)

Für 4 Portionen
Pro Portion: 280 kcal, 7 g Fett, 22,4 % Fettkalorien,
21 g Kohlenhydrate
Zubereitungszeit: ca. 1½ Stunden

500 g Putenbrust ohne Haut
1 EL Olivenöl
1 TL Salz
4 TL Rosenpaprika
125 ml Wasser
1 Zwiebel
je 1 grüne und gelbe Paprika
300 ml Hühnerbrühe
250 g Langkornreis
1 Dose Tomaten
1 TL Sambal oelek (asiatische Spezialität, Paste aus rotem Pfeffer)

Den Backofen auf 220 °C vorheizen. Das Fleisch mit Öl einpinseln und mit Salz und Paprikapulver würzen. Fleisch und Wasser in einen großen Schmortopf geben. Ohne Deckel im vorgeheizten Backofen ca. 20 Minuten garen. In der Zwischenzeit die Zwiebel schälen und zerkleinern. Die Paprika waschen, entkernen und würfeln. Das gare Fleisch aus dem Ofen nehmen. Die Hühnerbrühe in den Topf gießen. Reis, Zwiebeln, Paprika, Sambal oelek und Tomaten zufügen und alles gut mischen. Das Fleisch zugeben. Zugedeckt bei 190 °C etwa 45 Minuten garen, bis die Flüssigkeit verkocht ist.

Vegetarischer Nudelauflauf

(von Ingo Ohmen)

Für 4 Portionen
Pro Portion: 434 kcal, 13,3 g Fett, 27,3 % Fettkalorien,
58 g Kohlenhydrate
Zubereitungszeit: ca. 20 Minuten
Backzeit: 35–40 Minuten

250 große Nudeln (Penne, Röhrchennudeln)
200 g TK-Blattspinat
200 g Mozzarella
1 Packung Knorr Tomato al Gusto Picante
1 kleine Dose geschälte Tomaten
1 rote Paprika
1 kleine Dose Mais
½ Zucchini
4–5 Champignons

Die Nudeln nach Packungsanleitung kochen. Den Blattspinat mit dem Mozzarrella in der Mikrowelle erwärmen und Tomato al Gusto und die geschälten Tomaten aus der Dose unterrühren. Die Paprika waschen, entkernen und klein schneiden. Den Mais abgießen. Die Zucchini grob würfeln. Die gekochten Nudeln und das ganze frische Gemüse in eine Auflaufform schichten. Die Tomatenmischung darüber geben und im Backofen 35 bis 40 Minuten bei 180 C° backen.

»Doppel-Naht« – Gerichte für heute und morgen

Bei diesen Gerichten können Sie am Vortag schon etwas für den nächsten Tag mitkochen oder Reste verwerten. Das spart viel Zeit.

1a
Fruchtige Reispfanne

Für 2 Portionen
Pro Portion: 595,5 kcal, 7,5 g Fett, 11,3 % Fettkalorien,
98,5 g Kohlenhydrate
Zubereitungszeit: ca. 25 Minuten

125 g Reis	*½ Dose (465 g) Pfirsiche*
1 kleine Zwiebel	*½ Dose (255 g) Ananas in Stücken*
1 TL Sonnenblumenöl	*125 ml Tomatenketchup*
250 g Tatar	*1 TL Gemüsebrühe (Instant)*
½ Dose (314 g) Mandarinen	*Pfeffer aus der Mühle*

Den Reis nach Packungsanleitung kochen. Die Zwiebel schälen und fein würfeln. Das Öl in einer Pfanne heiß werden lassen. Zwiebelwürfel und Tatar hinzufügen und unter Rühren anbraten. Mandarinen, Pfirsiche und Ananasstücke abtropfen lassen und zusammen mit dem Reis und Ketchup zum Tartar geben. Das Ganze heiß werden lassen. Mit Gemüsebrühe und Pfeffer würzen und abschmecken.

TIPP
Kochen Sie 100 Gramm Reis mehr für den Salat von morgen. Die restlichen Pfirsiche und Ananas kommen in den Salat, die Mandarinen verwenden Sie für eine Quarkspeise.

1b
Reissalat

Für 2 Portion
Pro Portion: 594,5 kcal, 12,5 g Fett, 18,9 % Fettkalorien
185 g Kohlenhydrate
Zubereitungszeit: ca. 10 Minuten ohne Kochzeit

100 g Reis
150 g gegarte Hähnchenbrust
½ Dose Pfirsiche
½ Dose Ananas in Stücken
1 Banane
50 g Joghurt (1,5% Fett)
1 EL Miracel Whip Balance
Curry
Salz und Pfeffer
1 Prise Zucker
30 g Mandelsplitter

Den Reis nach Packungsanweisung kochen oder den Rest vom Vortag nehmen. Die Hähnchenbrust würfeln. Alle Früchte in mundgerechte Stücke schneiden. Den gekochten Reis, die Hähnchenbrust und das Obst mischen. Joghurt, Miracel Whip, Curry, Salz, Pfeffer und Zucker verrühren und unter den Salat mengen. Kalt stellen. Mandelsplitter ohne Fett rösten und vor dem Servieren über den Salat streuen.

TIPP
Falls der Salat zu trocken ist, noch etwas Pfirsich- oder Ananassaft zufügen.

2a
Rinderfilet mit Sabayon

Für 2 Portionen
Pro Portion: 481,5 kcal, 14,5 g Fett, 27,1 % Fettkalorien,
29 g Kohlenhydrate
Zubereitungszeit: ca. 45 Minuten

300 g Prinzessbohnen	*½ Bund Basilikum*
500 g kleine Möhren	*2 Eigelbe*
500 g Kartoffeln	*75 ml trockener Weißwein*
1 l Fleischbrühe (Instant)	*Salz*
400 g Rinderfilet	

Das Gemüse waschen. Bei den Prinzessbohnen nur die Enden ab-
knipsen. Möhren und Kartoffeln schälen und in etwa gleich
große Stücke schneiden. Das Rinderfilet in der Brühe bei geringer Hitze 5 Minuten pochieren (die Brühe darf nicht kochen).
Das Gemüse hinzufügen und ca. 20 Minuten garen. Das Fleisch
aus der Brühe nehmen, in Alufolie wickeln und 10 Minuten
ruhen lassen. Das Gemüse aus der Brühe heben und die Hälfte
auf einer vorgewärmten Platte anrichten. 50 ml Brühe für das
Sabayon abmessen und den ganzen Rest (Gemüse und Brühe) für
die Gemüsesuppe von morgen wegstellen. Das Basilikum waschen und trockenschleudern. Die Blättchen von den Stielen zupfen und klein hacken. Die Eigelbe im Wasserbad cremig schlagen
und unter Rühren den Wein und von den 50 ml Brühe zugießen,
bis die Sauce schön schaumig ist. Mit Salz und Pfeffer würzen.
Das Basilikum unterziehen. Das Filet in Scheiben schneiden und
mit dem Gemüse anrichten. Dazu das Sabayon reichen.

TIPP
Kochen Sie das Gemüse für den nächsten Tag gleich mit.

2b
Gemüsesuppe mit Fadennudeln

Für 2 Portionen
Pro Portion: 326,5 kcal, 1 g Fett, 2,7 % Fettkalorien,
66 g Kohlenhydrate
Zubereitungszeit: ca. 10 Minuten

150 g Prinzessbohnen
250 g kleine Möhren
250 g Kartoffeln
(bzw. Gemüse vom Vortag)
ca. 800 ml Fleischbrühe (Instant)
(bzw. Brühe vom Vortag)
100 g Fadennudeln

Falls nicht das Gemüse vom Vortag verwendet wird, das Gemüse, waschen, putzen beziehungsweise schälen, klein schneiden und in der Brühe garen. Ansonsten nur das fertige Gemüse in die Brühe geben und alles zum Kochen bringen. Die Nudeln zufügen und nach Packungsanweisung garen.

TIPP
Falls noch Fleisch vom Vortag übrig geblieben ist, klein schneiden und in der Suppe erhitzen.

3a
Couscous mit Hähnchenspießen

Für 2 Portionen
Pro Portion: 376 kcal, 7 g Fett, 16,7 % Fettkalorien,
40,5 g Kohlenhydrate
Zubereitungszeit: ca. 30 Minuten

300 ml Tomatensaft	*2 TL Olivenöl*
1 EL Zitronensaft	*2 EL Sojasauce*
70 ml Gemüsebrühe	*1 TL Paprikapulver*
½ Bund glatte Petersilie	*Pfeffer*
1 Knoblauchzehe	*100 g grober Couscous*
½ Bund Frühlingszwiebeln	*Salz*
250 g Hähnchenbrustfilet	*Tabasco*

Tomatensaft, Zitronensaft und Gemüsebrühe verrühren. Die Petersilienblättchen abzupfen und grob hacken. Knoblauch abziehen und fein hacken. Frühlingszwiebeln putzen und in Ringe schneiden. Das Hähnchenfleisch in 1,5 cm große Würfel schneiden und mit Sojasauce, Paprikapulver und etwas Pfeffer mischen. Die Fleischwürfel auf 2 Holzspieße stecken. 1 TL Öl in einem Topf erhitzen, Knoblauch, Frühlingszwiebeln und Couscous zugeben und anschwitzen. Mit dem Tomatensaftgemisch ablöschen und bei geringer Hitze 5 bis 8 Minuten leicht köcheln lassen. Mit Salz, Pfeffer und Tabasco würzen. Die Petersilie unterziehen. Eine beschichtete Pfanne mit dem restlichen Öl ausstreichen und die Fleischspieße darin auf jeder Seite 2 bis 3 Minuten braten. Mit Salz würzen. Die Hähnchenspieße auf dem Couscous anrichten.

TIPP
Kochen Sie die doppelte Menge Couscous für den nächsten Tag.

3b
Tomaten mit Couscous und Schinkenrollen

Für 2 Portionen
Pro Portion: 267,5 kcal, 4,5 g Fett, 15,1 % Fettkalorien,
45 g Kohlenhydrate
Zubereitungszeit: ca. 10 Minuten ohne Kochen

100 g Couscous
(bzw. den gekochten vom Vortag)
4 mittelgroße Tomaten
1 Limette
½ EL Honig
1 TL Olivenöl
Salz, Pfeffer
1 Bund glatte Petersilie
2 Scheiben Schinken ohne Fettrand

Eventuell den Couscous garen. Bereits gekochten Couscous
mit ein wenig kochendem Wasser ansetzen und erwärmen oder
in der Mikrowelle erhitzen. Von den Tomaten einen Deckel abschneiden. Die Tomaten mit einem kleinen Löffel aushöhlen
und innen mit Küchenpapier trockentupfen. Die Limette halbieren und von der einen Hälfte die Schale abreiben, die weiße
Haut abschälen und die Limettenfilets herauslösen. Die andere
Hälfte auspressen. Limettenschale und -filets, Honig, Öl, etwas
Salz und Pfeffer mit dem Saft gut verrühren. Die Tomaten innen salzen und pfeffern. Den warmen Couscous in die Tomaten füllen, mit je 1 TL Sauce beträufeln und den Deckel darauf
setzen. Den Schinken rollen und zu den Tomaten servieren.

4a
Schweinefilet in grüner Pfeffersauce

Für 2 Portionen
Pro Portion: 625 kcal, 10 g Fett, 14,4 % Fettkalorien,
85 g Kohlenhydrate
Zubereitungszeit: ca. 40 Minuten

300 g Schweinefilet	*2 Gewürznelken*
1 EL Butter	*200 g Nudeln*
Salz, Pfeffer	*1 TL grüner Pfeffer aus dem Glas*
250 ml Fleischbrühe (Instant)	*1 EL Weizenmehl*
2 kleine Zwiebeln	*60 ml Kaffeesahne (4% Fett)*

Das Schweinefilet in große Würfel schneiden. Die Hälfte der
Butter in einer Kasserolle erhitzen und die Fleischwürfel darin
ringsum hell anbraten, dann salzen und pfeffern. Die Fleischbrühe zugießen. Eine Zwiebel schälen, mit den Nelken spicken
und zum Fleisch geben. Alles etwa 20 Minuten zugedeckt
schmoren lassen. In der Zwischenzeit die Nudeln nach
Packungsanweisung kochen. Das Fleisch aus der Brühe nehmen und warm stellen. Für die Sauce die zweite Zwiebel
schälen und fein hacken. Restliche Butter in einem Topf heiß
werden lassen und die Zwiebeln und den grünen Pfeffer dünsten, bis die Zwiebeln glasig sind. Mehl anstäuben und die
Sauce mit ca. ⅔ der Brühe nach und nach glatt rühren und aufkochen. Die Kaffeesahne einrühren. Eventuell nachwürzen.
Das Fleisch in die Sauce geben und alles bei sehr milder Hitze
5 Minuten ziehen lassen. Zusammen mit den Nudeln servieren.

TIPP
Garen Sie die doppelte Menge Nudeln und 100 Gramm
Schweinefilet am Stück für den Nudelsalat von morgen.

4b
Nudelsalat

Für 2 Portionen
Pro Portion: 468 kcal, 9,5 g Fett, 18,3 % Fettkalorien,
68,5 g Kohlenhydrate
Zubereitungszeit: ca. 5 Minuten ohne Kochen

200 g Nudeln
(bzw. gekochte vom Vortag)
1 rote Paprika
1 kleine Zwiebel
100 g gegartes Schweinefilet oder Putenfleisch
1 Stück Salatgurke
1 Tomate
Salz, Pfeffer
1 EL Öl
1 TL Zitronensaft

Gekochte Nudeln in eine Schüssel füllen. Entkernte Paprika, geschälte Zwiebel, Gurke und das Fleisch klein schneiden und zu den Nudeln geben. Die Tomate entkernen, klein schneiden und in einem hohen Becher mit Salz, Pfeffer, Öl und Zitronensaft verquirlen. Die Sauce mit den anderen Zutaten vermengen und gut gekühlt servieren.

5a
Huhn mit Mandeln

Für 2 Portionen
Pro Portion: 447 kcal, 15 g Fett, 30 % Fettkalorien,
40 g Kohlenhydrate
Zubereitungszeit: ca. 25 Minuten

100 g Basmati-Reis
250 g Hühnerbrustfilet
1 TL Öl
1 zerdrückte Knoblauchzehe
½ TL Ingwerpulver
½ TL Zimt
40 g geschälte halbe Mandeln
Salz, Pfeffer
je 1 EL Zitronen- und Orangensaft
1 EL gehackte Petersilie

Den Reis nach Packungsanleitung zubereiten. Das Hühnerbrustfilet in Streifen schneiden. Das Öl in einer Pfanne erhitzen
und das Fleisch darin rundum anbraten. Knoblauch, Ingwer,
Zimt und Mandeln hinzufügen, mit dem Fleisch vermengen
und 10 Minuten braten. Mit Salz und Pfeffer würzen. Zitro-
nen- und Orangensaft hinzufügen, die Petersilie unterrühren
und das Ganze abschmecken. Zusammen mit dem Basmati-
Reis servieren.

TIPP
Kochen Sie gleich den Reis für morgen mit. Wenn es schnell gehen soll, empfehlen wir Instant-Reis

5b
Gefüllte Paprika

Für 2 Portionen
Pro Portion: 295 kcal, 6,5g, Fett 20% Fettkalorien,
59 Kohlenhydrate
Zubereitungszeit: ca. 40 Minuten ohne Reiskochen

100 g Reis (bzw. gekochter Reis vom Vortag)
1 Zwiebel
½ Packung Tomaten in Stücken
1 EL Rosinen
10 g Pinienkerne
2 EL geriebener Emmentaler
1 gehäufter EL Petersilie
Salz, Pfeffer
2 rote Paprikaschoten
100 ml Gemüsebrühe (Instant)

Den Reis in reichlich Salzwasser ca. 20 Minuten kochen oder
den Rest vom Vortag nehmen. Die Zwiebel schälen und fein
hacken und mit den Tomaten, Rosinen und Pinienkernen unter
den Reis mischen. 1 EL Käse und die Petersilie ebenfalls untermischen. Mit Salz und Pfeffer abschmecken. Den Backofen auf
200 °C vorheizen. Die Paprika waschen, durchschneiden, entkernen und in eine ofenfeste Form legen. Die Reismischung auf
die Hälften verteilen und den restlichen Käse darüber streuen.
Die Gemüsebrühe um die Paprikaschoten herum gießen und
alles mit Alufolie abdecken. Ca. 30 Minuten im vorgeheizten
Backofen backen.

6*a*
Indonesisches Reisfleisch

Für 2 Portionen
Pro Portion: 419 kcal, 6 g Fett, 12,5 % Fettkalorien,
58 g Kohlenhydrate
Zubereitungszeit: ca. 30 Minuten

125 g Langkornreis	*2 EL Sojasauce*
250 Schweinefilet	*150 ml Gemüsebrühe*
Salz, Pfeffer	*1 TL Essig*
1 TL Olivenöl	*1 TL Zitronensaft*
2 Möhren	*Cayennepfeffer*
1 Stange Porree	*½ TL Zucker*
1 EL Tomatenmark	

Den Reis nach Packungsanweisung zubereiten. Das Schweinefilet in Streifen schneiden. Mit Salz und Pfeffer würzen und in
einer Pfanne im heißen Öl anbraten. Herausnehmen, mit Folie
abdecken und beiseite stellen. Möhren und Porree putzen und
in feine Streifen schneiden. Das Gemüse in die Pfanne geben
und unter Rühren leicht anrösten – wenn nötig, etwas Wasser
dazugeben. Tomatenmark unterrühren und mit Pfeffer und
Sojasauce würzen. Die Gemüsebrühe zugießen und das Gemüse etwa 3 Minuten bissfest garen. Mit Essig, Zitronensaft,
Cayennepfeffer, Salz und Zucker abschmecken. Das Fleisch dazugeben, kurz erhitzen und mit dem Reis anrichten.

TIPP
Kochen Sie den Reis für den Reissalat von morgen gleich mit.
Sie können auch etwas mehr Fleisch zubereiten und mit unter
den Reis mengen.

6b
Reissalat mit Paprika und Mais

Für 2 Portionen
Pro Portion: 382,5 kcal, 6 g Fett, 14 % Fettkalorien,
35,3 g Kohlenhydrate
Zubereitungszeit: ca. 30 Minuten

125 g Reis (oder den Rest vom Vortag)
je 1 rote und grüne Paprika
150 g Mais aus der Dose
75 g Magerjoghurt
1 EL Salatmayonnaise (50% Fett)
Salz, Pfeffer
1 Spritzer Zitronensaft

Den Reis nach Packungsanleitung kochen oder den Rest vom
Vortag verwenden. Die Paprika entkernen und fein würfeln.
Den Mais abtropfen lassen. Alle Zutaten mischen und mit Salz,
Pfeffer und Zitronensaft abschmecken.

7a
Nudeln mit Knoblauch-Böhnchen

Für 2 Portionen
Pro Portion: 500,5 kcal, 12,5 g Fett, 22,5 % Fettkalorien,
73,5 g Kohlenhydrate
Zubereitungszeit: ca. 30 Minuten

150 g Nudeln,	*1 TL Olivenöl*
zum Beispiel Cellentani	*1 durchgepresste Knoblauchzehe*
150 g Kartoffeln	*1–2 EL gehackter Salbei*
175 g grüne Bohnen	*1 Päckchen Holländische Sauce*
½ l Wasser	*50 g Parmesan, frisch gerieben*
3 TL Klare Gemüsebrühe	*2 Tomaten*
1 TL Sonnenblumenöl	

Die Nudeln nach Anweisung auf der Packung zubereiten. Die
Kartoffeln schälen und in 1 cm große Würfel schneiden. Die
Bohnen putzen. Das Wasser und die Gemüsebrühe in einem
Topf zum Kochen bringen und die Kartoffeln und die Bohnen
darin ca. 10 Minuten garen. Abgießen, dabei das Kochwasser
auffangen. Das Gemüse warm stellen. In einer Pfanne das Öl
heiß werden lassen. Den Knoblauch und Salbei ca. 3 Minuten
andünsten. Das Kochwasser zugießen und das Saucenpulver
einrühren. Aufkochen und die Hälfte vom Parmesan unterrühren. Die Tomaten in Würfel schneiden. Tomaten, Nudeln, Kartoffeln und Bohnen in die Pfanne geben. Alles vorsichtig mischen und heiß werden lassen. Mit dem restlichen Parmesan
bestreuen.

TIPP
Die Nudeln für das Nudelomelett von morgen können Sie gleich
mitkochen.

7b
Nudelomelett

Für 2 Portionen
Pro Portion: 663 kcal, 11,5 g Fett, 15,6% Fettkalorien,
101 g Kohlenhydrate
Zubereitungszeit: ca. 35 Minuten

250 g Spaghetti
oder gekochte Nudeln vom Vortag
2 l Gemüsebrühe
150 g Möhren
1 Stange Porree
1 TL Öl
100 g gegarte Putenbrust in Scheiben

Salz, Pfeffer
Muskat
2 Eier
4 EL Mineralwasser
1 EL gehackte Petersilie

Die Spaghetti in der Gemüsebrühe nach Packungsanweisung kochen oder die Nudeln vom Vortag verwenden. Möhren und Porree waschen, putzen, in feine Streifen schneiden und im heißen Öl ca. 8 Minuten dünsten. Mit Salz, Pfeffer und Muskat würzen. Die Putenbrust in Streifen schneiden und zusammen mit den abgetropften Spaghetti unter das Gemüse mengen und leicht anbraten. Eier, Mineralwasser, Salz und Pfeffer verquirlen und darüber gießen. Zugedeckt bei geringer Hitze 10 bis 15 Minuten stocken lassen. Das Nudelomelett mit Petersilie bestreut servieren.

8a
Kirschknödel

Für 4 Portionen
Pro Portion: 442,2 kcal, 1,5 g Fett, 3 % Fettkalorien,
90,5 g Kohlenhydrate
Zubereitungszeit: ca. 35 Minuten

1 Packung Kartoffelklöße
halb und halb für 8 Stück
1 Glas Schattenmorellen
1 Packung Puddingpulver
Vanillegeschmack
2 EL Zucker oder Himbeersirup
1 unbehandelte Zitrone

250 g Magerquark
1 EL Mineralwasser
1 EL Honig
1 Prise Zimt
1 EL Halbfettmargarine
4 EL Paniermehl
1–2 EL Zucker

Die Kartoffelknödel nach Packungsanweisung kochen. Den Saft
der Schattenmorellen in einem Topf erhitzen und das nach Packungsanweisung angerührte Puddingpulver dazugeben. Alles
aufkochen lassen, die Kirschen zufügen und nach Geschmack
mit Zucker oder Himbeersaft süßen. Die Zitronenschale abreiben und die Zitrone auspressen. Den Saft einer halben Zitrone
unter die Kirschen rühren. Den Quark mit Mineralwasser, Honig, Zimt, restlichem Zitronensaft und der abgeriebenen Schale
cremig rühren und abschmecken. Die Margarine schmelzen lassen und das Paniermehl darin goldbraun rösten. Die Knödel mit
den gerösteten Bröseln und etwas Zucker bestreuen. Dazu die
heißen Kirschen und den kalten Quark servieren.

TIPP
Auch wenn Sie nur zu zweit sind, kochen Sie heute ruhig die dop-
pelte Portion, dann haben Sie schon die Beilage für morgen. Den
Rest Kirschkompott und Zimtquark servieren Sie als Dessert.

8b
Geflügelrahmgulasch

Für 2 Portionen
Pro Portion: 212,5 kcal, 5 g Fett, 22,1 % Fettkalorien,
8 g Kohlenhydrate
Zubereitungszeit: ca. 35 Minuten

250 g Puten- oder Hühnerbrustfilet
1 Knoblauchzehe
100 g gewürfelte Zwiebeln
1 TL Sonnenblumenöl
1 TL Rosenpaprika
100 ml Wasser
2 TL Hühnerbrühe (Instant)
1 EL Saucenbinder für dunkle Saucen
50 ml Kaffeesahne (4% Fett)
Salz, Pfeffer

Fleisch in Streifen schneiden. Den Knoblauch zerdrücken. Das
Öl erhitzen und das Fleisch darin unter Rühren anbraten. Zwiebeln, Knoblauch und Rosenpaprika zufügen und andünsten.
Mit Wasser ablöschen und aufkochen. Die Hühnerbrühe unterrühren und das Fleisch in ca. 20 Minuten bei geringer Hitze
garziehen lassen. Mit Saucenbinder andicken. Die Kaffeesahne
unterziehen und mit Salz und Pfeffer abschmecken.

TIPP
Als Beilage die Knödel vom Vortag in Salzwasser aufkochen
und etwa 15 Minuten ziehen lassen.

Leckeres für die Büro-Fete

Apfeltiramisu mit Joghurt-Frischkäse

Für 6 Portionen
Pro Portion: 246 kcal, 3,5 g Fett, 12,8 % Fettkalorien,
46,5 g Kohlenhydrate
Zubereitungszeit: ca. 10 Minuten
Kühlzeit: ca. 2 Stunden

200 g Löffelbiskuits
6 EL Apfelsaft oder Calvados
1 kleines Glas Apfelmus (370 g)
500 g Joghurt-Frischkäse (1,5% Fett)
1 EL Honig
1 EL Kakao

Die Löffelbiskuits in eine Auflaufform geben. Den Apfelsaft
oder Calvados darüber träufeln. Das Apfelmus darauf verteilen. Den Joghurt mit dem Honig glatt rühren. Den Honigjo-
ghurt auf dem Apfelmus verteilen und mindestens 2 Stunden
kühl stellen. Vor dem Servieren den Kakao darüber sieben.

TIPP
Einen Durchschlag mit Küchenpapier ausgelegen und auf eine
Schüssel setzen. 2 Becher à 500 Gramm Joghurt (1,5 % Fett)
hineingeben und mindestens 8 Stunden abtropfen lassen. Man
erhält etwa 500 Gramm Joghurt-Frischkäse.

Mini-Baguettes mit Hähnchenfleisch gefüllt

Für 20 Baguettes
Pro Stück: 142 kcal, 2,35 g Fett, 14,9 % Fettkalorien,
19,3 g Kohlenhydrate
Zubereitungszeit: ca. 40 Minuten
Marinierzeit: ca. 2 Stunden

Für die Füllung
4 Hähnchenbrustfilets à 125 g
1 TL Sojasauce
1 TL Olivenöl
1 TL Zitronensaft
1 TL Curry
1 TL flüssiger Würzfond Geflügel
Pfeffer aus der Mühle

Für den Teig
250 g Quark
20 g Zucker
1 Prise Salz
500 g Mehl
1 ½ Päckchen Backpulver
3 EL Öl
75 ml Wasser
100 ml Milch (1,5% Fett)
1 Prise Salz

Zum Bestreichen
Etwas Milch (1,5% Fett)

Jedes Hähnchenbrustfilet in 5 Stücke schneiden. Die restlichen Zutaten für die Füllung zu einer Marinade verrühren und die Fleischstücke darin etwa 2 Stunden ziehen lassen.

Den Backofen auf 200 °C vorheizen. Alle Teigzutaten mit den Knethaken des Handrührgeräts verkneten. Den Teig auf einer bemehlten Arbeitsfläche noch einmal gut durchkneten, bis er elastisch ist. Dann zu einem Quadrat von ca. 50 x 50 cm ausrollen und in 20 gleiche Stücke schneiden. Auf jedes Teigstück ein Hähnchenbrustfiletstück legen. Die seitlichen Ränder etwas nach innen einschlagen und von der langen Seite locker aufrollen und festdrücken. Die Fleischrollen mit der Naht nach unten auf ein mit Backpapier ausgelegtes Backblech legen, jeweils dreimal schräg anritzen und mit Milch bestreichen. Im vorgeheizten Backofen ca. 25 Minuten backen.

TIPP

Die gefüllten Mini-Baguettes schmecken warm oder kalt. Dazu passt die folgende Aprikosensauce.

Würzige Aprikosensauce

Portionen nach Belieben
Gesamt: 478 kcal, 2 g Fett, 3,3 % Fettkalorien,
108 g Kohlenhydrate
Zubereitungszeit: ca. 10 Minuten

1 Dose (255 g) Aprikosen
2 Knoblauchzehen
300 ml Tomatenketchup
3 EL Balsamico-Essig
1 EL Curry
Salz, Pfeffer

Die Aprikosen abgießen und pürieren. Den Knoblauch durchpressen und mit dem Tomatenketchup unter das Aprikosenpüree rühren, mit Essig, Curry, Salz und Pfeffer würzen und abschmecken. Zu den Mini-Baguettes (siehe vorhergehendes Rezept) reichen.

Feiner Kartoffelsalat

Für 4 Portionen
Pro Portion: 172 kcal, 5 g Fett, 26 % Fettkalorien,
24,5 g Kohlenhydrate
Zubereitungszeit: ca. 30 Minuten

500 g Kartoffeln
1 Zwiebel
1 säuerlicher Apfel
2 Gewürzgurken
100 ml Wasser
2 EL flüssiger Würz-Fond Gemüse
4 EL Essig
Pfeffer aus der Mühle
1 Ei
2 TL scharfer Senf
1 EL Sonnenblumenöl
3 EL Milch (1,5% Fett)
1 kleiner Kopfsalat
1 EL Schnittlauchröllchen

Die Kartoffeln waschen, in der Schale kochen, schälen und in
½ cm dicke Scheiben schneiden. Die Zwiebel schälen, halbieren
und in Ringe schneiden. Den Apfel schälen, halbieren, Kern-
gehäuse entfernen und in Würfel schneiden. Die Gewürzgurken in Scheiben schneiden. Kartoffeln, Zwiebeln, Apfel
und Gewürzgurken mischen. In einem Topf das Wasser zum
Kochen bringen. Würzfond hinzufügen und mit 2 EL Essig
über die Kartoffel-Gemüse-Mischung geben. Mit Pfeffer würzen und abschmecken. Abkühlen lassen. Das Ei hart kochen,
pellen und halbieren. In einer Schüssel das Eigelb mit einer
Gabel zerdrücken und mit dem restllichen Essig, Senf, Sonnen-

blumenöl, Milch und Pfeffer würzen und abschmecken. Das Dressing unter den Salat mischen und ca. 1 Stunde ziehen lassen. Den Kopfsalat putzen, waschen und grob zerpflücken. Eine Schüssel mit den Salatblättern auslegen und den Kartoffelsalat darauf anrichten. Das Eiweiß in Würfel schneiden und den Salat damit und mit Schnittlauchröllchen garniert servieren.

TIPP
Servieren Sie dazu magere, gegrillte Minutensteaks vom Schwein.

Hackepeter-Braten

Für 4 Portionen
Pro Portion: 200,2 kcal, 7,5 g Fett, 23,4 % Fettkalorien,
20,3 g Kohlenhydrate
Zubereitungszeit: ca. 60 Minuten

500 g Kartoffeln
500 g mageres Rindfleisch (Hüfte, Filet oder Tatar)
2 Zwiebeln
1 Bund Petersilie
2 Eier
2 EL Senf
1 EL Majoran
1 TL Thymian
Salz
Pfeffer aus der Mühle
1 Prise Muskat
etwas Fett zum Ausfetten der Auflaufform

Die Kartoffeln kochen, schälen und noch heiß durch die Kartoffelpresse drücken. Das Fleisch zu Hackfleisch verarbeiten. Den Backofen auf 200 °C vorheizen. Die Zwiebeln schälen und fein hacken. Die Petersilie fein zerkleinern. Zwiebeln, Petersilie, Eier, Senf, Majoran und Thymian unter das Hackfleisch mischen und dann mit der Kartoffelmasse vermengen. Mit Salz, Pfeffer und Muskat würzen. Eine Kasten- oder Auflaufform leicht einfetten oder mit Backpapier auslegen. Den Fleischteig hineingeben und glatt streichen. Im vorgeheizten Backofen ca. 45 Minuten garen.

TIPP
Wir empfehlen dazu Baguette und Salat.

Hackfleisch-Pizza

Für 4 Portionen
Pro Portion: 270 kcal, 8 g Fett, 26,5 % Fettkalorien,
12 g Kohlenhydrate
Zubereitungszeit: ca. 45 Minuten

500 g Tatar
100 g gewürfelte Zwiebeln
1 zerdrückte Knoblauchzehe
Salz, Pfeffer
Paprikapulver
1 Ei
2 TL Kapern
1 TL Tomatenmark
50 g Magerquark
2 EL Paniermehl
1 Zucchini
1 rote oder grüne Paprika (150 g)
2 Tomaten (150 g)
50 g Edamer (30% F.i.Tr.)

Hackfleisch, Zwiebelwürfel, zerdrückten Knoblauch, Salz, Pfeffer, Paprikapulver, Ei, Kapern, Tomatenmark, Quark und Paniermehl in eine Schüssel geben und verkneten. Abschmecken und den Teig in eine flache gefettete Form (ca. 30 cm Durchmesser) geben. Den Backofen auf 200 °C vorheizen. Zucchini und Paprika putzen, waschen in Stücke schneiden. Die Tomaten abziehen und in Scheiben schneiden. Das Gemüse auf dem Hackfleisch verteilen und den Käse darüber raspeln. Im vorgeheizten Backofen 25 bis 30 Minuten überbacken.

Putenbrust mit Picalillisauce

Für 4 Portionen
Pro Portion: 261 kcal, 8,5 g Fett, 29,5 % Fettkalorien,
10 g Kohlenhydrate
Zubereitungszeit: ca. 10 Minuten

50 g Senfgurken
2 Cornichons aus dem Glas
½ Dose Maiskörner (140 g)
1 Knoblauchzehe
1 rote Paprikaschote
50 g mittelscharfer Senf
75 g leichte Salatcreme (20% Fett)
Salz
½ TL Zucker
500 g geräucherte Putenbrust
1 gehäufter EL gehackte Petersilie

Senfgurken, Cornichons und Maiskörner abtropfen lassen.
Den Knoblauch zerdrücken. Die entkernte Paprikaschote, die
Senfgurken und Cornichons fein würfeln. 1 EL Paprikawürfel
beiseite stellen. Alle vorbereiteten Zutaten mit Senf und Salatcreme verrühren. Die Sauce mit Salz und Zucker abschmecken.
Die Putenbrust in dünne Scheiben schneiden, auf einer Platte
anrichten und mit den restlichen Paprikawürfeln sowie der Petersilie bestreuen. Zusammen mit der Sauce servieren.

TIPP
Wir empfehlen dazu knuspriges Baguette.

Kartoffel-Muffins

Für 12 Portionen
Pro Portion: 136 kcal, 4,5 g Fett, 29 % Fettkalorien,
16,5 g Kohlenhydrate
Zubereitungszeit: ca. 40 Minuten

150 g Mehl	*100 ml Milch (1,5% Fett)*
100 g Kartoffelpüreeflocken	*1 Ei*
Pfeffer, Salz	*50 g Lätta*
Muskat	*100 g geräucherter Lachs*
1 ½ TL Backpulver	*1 kleine Zucchini*
½ TL Natron	*Fett für die Muffinformen*
2 150-g-Becher Magerjoghurt	*50 g geriebener Käse*

Den Backofen auf 200 °C vorheizen. Mehl, Kartoffelpüreeflocken, Pfeffer, Salz, Muskat, Backpulver und Natron in einer Schüssel gut mischen. Den Joghurt in einer zweiten Schüssel mit Milch, Ei und Lätta verrühren. Lachs und Zucchini in kleine Würfel schneiden und unter die Joghurtmischung mengen. Die Mehlmischung zufügen und nur so lange rühren, bis die trockenen Zutaten feucht sind. 12 Muffinformen einfetten und mit dem Teig füllen und mit Käse bestreuen. Im vorgeheizten Backofen 20 bis 25 Minuten backen.

TIPP
Servieren Sie dazu Meerrettich-Joghurt.

Mandarinen-Schütteltorte

Für 12 Stück
Pro Portion: 134 kcal, 2,25 g Fett, 15 % Fettkalorien,
20 g Kohlenhydrate
Zubereitungszeit: ca. 30 Minuten
Kühlzeit: ca. 2 Stunden

Für den Teig	Für den Belag
2 Eier	*2 Dosen Mandarinen mit Saft*
1 EL kaltes Wasser	*400 ml Milch (1,5% Fett)*
75 g Zucker	*Saft 1 Zitrone*
1 Päckchen Vanillezucker	*2 Päckchen Paradiescreme*
70 g Mehl	*Zitrone von Dr. Oetker*
30 g Speisestärke	*2 Packungen Sahnesteif*
1 gehäufter TL Backpulver	

Den Backofen auf 200 °C vorheizen. Für den Teig die Eier mit dem Wasser, Zucker und Vanillezucker auf höchster Stufe des elektrischen Handrührers schaumig schlagen. Mehl und Speisestärke mit Backpulver mischen und bei niedrigster Stufe untermengen. Den Boden einer Springform mit Backpapier belegen und den Teig hineinfüllen und glatt streichen. Im vorgeheizten Backofen 15 bis 20 Minuten backen. Um den ausgekühlten Boden einen Tortenring stellen.

Sämtliche Zutaten für den Belag in eine Schüssel mit fest schließendem Deckel geben. Gut verschließen und alles kräftig durchschütteln. Die Mischung auf den Tortenboden geben und glatt streichen. Den Kuchen mindestens 2 Stunden kühl stellen.

TIPP
Wenn es besonders eilt, einen Biskuit-Obstbodenkuchen kaufen und den Belag kuppelförmig darauf streichen.

Schwarzwälder Kirschcreme

Für 8 Portionen
Pro Portion: 185 kcal, 5 g Fett, 24% Fettkalorien,
27 g Kohlenhydrate
Zubereitungszeit: ca. 15 Minuten

1 Päckchen
Dr. Oetker Original Puddingpulver Vanillegeschmack
3 gut gehäufte EL Zucker (75 g)
750 ml Milch
250 g Sahnequark (40% Fett)
1 Päckchen Dr. Oetker Vanillezucker
2 EL Kirschwasser
1 Glas entsteinte Sauerkirschen (Abtropfgewicht 375 g)

Das Puddingpulver mit dem Zucker mischen und mit 4 bis
6 EL von der Milch glatt rühren. Die restliche Milch zum Kochen bringen. Die heiße Milch von der Kochstelle nehmen und
das angerührte Puddingpulver hinzufügen. Unter Rühren einmal aufkochen lassen. Klarsichtfolie direkt auf den Pudding legen. Den Pudding erkalten lassen. Quark, Vanillezucker und
Kirschwasser unter die Puddingcreme ziehen. Die Kirschen gut
abtropfen lassen. Einige Kirschen beiseite stellen. Die restlichen
Früchte in Dessertgläsern verteilen und die Creme darüber geben. Das Dessert mit den zurückbehaltenen Kirschen und nach
Wunsch mit Schokoladendekor und Minzeblättchen garnieren.

Teufelssalat

Für 4 Portionen
Pro Portion: 233 kcal, 3 g Fett, 11,5 % Fettkalorien,
14 g Kohlenhydrate
Zubereitungszeit: ca. 10 Minuten
Ruhezeit: 1 Stunde

500 g gekochtes, mageres Rindfleisch
1 Glas Silberzwiebeln (280 g)
1 Dose Champignons (280 g)
1 Glas Tomatenpaprika (280 g)
1 Glas Zigeunersauce (200 ml)

Das Rindfleisch in kleine Würfel schneiden. Die Silberzwiebeln, Champignons und Tomatenpaprika abtropfen lassen und mit der Zigeunersauce gut vermengen. Den Salat mindestens 1 Stunde durchziehen lassen.

Rote Grütze mit Vanille-Joghurt

Für 10 Portionen
Pro Portion: 161 kcal, 1,9 g Fett, 10,6 % Fettkalorien,
30,9 g Kohlenhydrate
Zubereitungszeit: ca. 15 Minuten (ohne Kühlzeit)

1 Päckchen Puddingpulver Vanille
100 g Zucker
1 Glas Sauerkirschen
1 Beutel rote TK-Beerenfrüchte
Saft 1 Zitrone
2 Päckchen Saucenpulver Vanille ohne Kochen
1000 g Joghurt (1,5% Fett)

Das Puddingpulver mit dem Zucker und 6 EL Kirschsaft glatt rühren. Die Sauerkirschen mit dem restlichen Saft in einem Topf zum Kochen bringen. Von der Kochstelle nehmen und das angerührte Puddingpulver einrühren. Kurz aufkochen lassen. Die Beerenfrüchte und den Zitronensaft hinzufügen und unterrühren. Das Saucenpulver mit einem Schneebesen unter den Joghurt rühren. Die erkaltete rote Grütze mit dem Vanille-Joghurt servieren.

Schinken-Bier-Brot

Für 30 Scheiben
Gesamt: 4621 kcal, 76g Fett, 15 % Fettkalorien,
736 g Kohlenhydrate
Pro Portion: 154 kcal, 2,5 g Fett, 14,6 % Fettkalorien,
24,5 g Kohlenhydrate Zubereitungszeit: ca. 10 Minuten
Gehzeit: ca. 60 Minuten
Backzeit: ca. 50 Minuten

1 kg Mehl	*50 ml Sonnenblumenöl*
1½ Würfel frische Hefe	*1 Flasche helles Bier, angewärmt*
2 TL Zucker	*300 g geräuch. Schinken ohne Fettrand*
1 Ei	*eventuell Fett für Backform*
1 TL Salz	*etwas schwarzer Kaffee*

Das Mehl in eine Schüssel geben, in die Mitte eine Vertiefung drücken und darin die Hefe mit etwas lauwarmem Wasser und dem Zucker auflösen. Zugedeckt 20 Minuten gehen lassen. In der Zwischenzeit den Schinken klein würfeln und in einer beschichteten Pfanne etwas anbraten und erkalten lassen. Ei, Salz, Öl und das angewärmte Bier zum Mehl geben und alles verkneten. Wieder abdecken und 20 Minuten gehen lassen. Auf einer bemehlten Arbeitsfläche den Teig gut durchkneten und die erkalteten Schinkenwürfel mit einarbeiten. Den Teig in eine leicht gefettete, große Backform oder 2 mit Backpapier ausgekleidete Kastenformen geben und nochmals 15 bis 20 Minuten gehen lassen. Bei 175 °C 50 bis 55 Minuten backen. Nach dem Backen die Oberfläche des Brotes mit etwas kaltem schwarzen Kaffee bestreichen.

Party-Muffins

Für 12 Portionen
Pro Portion: 126 kcal, 4,1 g Fett, 29,2 % Fettkalorien,
15,9 g Kohlenhydrate
Zubereitungszeit: ca. 40 Minuten

200 g Mehl
1 ½ TL Natron
1 TL Paprikapulver, edelsüß
1 grüne Paprika
75 g geriebener Emmentaler (30% Fett)
2 Eier
50 g Lätta
2 150-g-Becher Magerjoghurt
1 Dose Mais (150 g)
Fett für die Muffinformen

Den Backofen auf 200 °C vorheizen. Mehl, Natron und Paprikapulver in einer Schüssel mischen. Die Paprika entkernen und
in kleine Würfel schneiden. Paprika und Emmentaler unter das
Mehl mischen. In einer zweiten Schüssel Eier, Lätta, Joghurt und
Mais verrühren. Die Mehlmischung zugeben und unterrühren.
Eine Muffinform einfetten und den Teig einfüllen. Im Backofen
25 Minuten backen.

TIPP
Den Teig auf ein mit Backpapier ausgelegtes Backblech strei-
chen und im Backofen 25 Minuten backen. Zum Servieren in
Rauten schneiden.

Teil 3

Nährwerttabellen

Bei der größten Mühe, die Sie sich mit Nährwerten geben – die »wirkliche, echte Wahrheit« wird es nie geben. Schwankungen und Abweichungen können viele Ursachen haben. Zum einen verändern schon geringe Feuchtigkeitsanteile die Nährwertangaben für 100 Gramm – Wasser hat ja nun keine Kalorien – und 10 Gramm Wasser mehr machen ein Produkt 10 Gramm schwerer, und damit auf 100 Gramm um mindestens 40 kcal (10 x 4 kcal aus Eiweiß oder Kohlenhydraten) leichter. Zum anderen können neue Züchtungen (Mais, Getreide, aber auch »fettarme« Schweinerassen) für veränderte Nährwerte sorgen. Bei Fertigprodukten kommt noch das Problem der Rezepturänderung hinzu. Produkte, die vielleicht bei Drucklegung LOW FETT 30 sind, können schon ein Jahr später High-Fett-Varianten sein (so passiert bei einem Ballaststoff-Schokoriegel).

Nur weil das eine oder andere Produkt mal nicht zu haben ist oder nicht mehr funktioniert, geht die Welt nicht unter. Entspannen Sie sich: Für jedes Produkt, das nicht funktioniert, gibt es ein neues, das LOW FETT 30 ist.

	Gramm	kcal	g Fett	KH	% kcal aus Fett

Fleisch

Hammel, Lamm und Co.

	Gramm	kcal	g Fett	KH	% kcal aus Fett
Lunge	100	95	2,3	0,2	21,8
Leber	100	133	4	3,0	27,1
Filet	100	112	3,4	0,0	27,3
Muskelfleisch (ohne Fett)	100	117	3,7	0,0	28,5
Schnitzel	100	131	6,1	0,0	*41,9*
Herz	100	158	10	0,2	*57,0*
Lende	100	194	13,2	0,0	*61,2*
Hirn	100	128	9,1	0,6	*64,0*
Zunge	100	194	14,8	1,7	*68,7*
Keule (Schlegel)	100	234	18	0,0	*69,2*
Kotelett	100	348	32	0,0	*82,8*
Brust	100	381	37	0,0	*87,4*

Kalbfleisch

	Gramm	kcal	g Fett	KH	% kcal aus Fett
Muskelfleisch (ohne Fett)	100	95	0,8	0,0	7,6
Filet	100	95	1,4	0,0	13,3
Haxe	100	98	1,6	0,0	14,7
Keule	100	97	1,6	0,0	14,8
Schnitzel	100	99	1,8	0,0	16,4
Lunge	100	90	2,2	0,0	22,0
Kotelett	100	112	3,1	0,0	24,9
Leber	100	130	4,1	4,0	28,4
Bries	100	99	3,4	0,0	*30,9*
Herz	100	114	5,1	1,0	*40,3*
Brust	100	131	6,3	0,0	*43,3*
Zunge	100	128	6,2	0,9	*43,6*
Niere	100	128	6,4	0,8	*45,0*
Hirn	100	111	7,6	0,5	*61,6*

Rindfleisch

	Gramm	kcal	g Fett	KH	% kcal aus Fett
Leber	100	121	2,1	5,3	15,6
Muskelfleisch (ohne Fett)	100	102	1,9	0,1	16,8
Schabefleisch (Tartar)	100	112	3	0,0	24,1

	Gramm	kcal	g Fett	KH	% kcal aus Fett
Roulade	125	145	4	0,0	24,8
Lunge	100	99	2,9	0,0	26,4
Filet	100	121	4	0,0	29,8
Lende (Roastbeef)	100	130	4,5	0,0	31,2
Corned beef	100	141	6	0,0	38,3
Niere	100	116	5,1	0,9	39,6
Keule (Schlegel)	100	148	7,1	0,0	43,2
Herz	100	124	6	0,6	43,5
Kamm	100	150	8,1	0,0	48,6
Hochrippe (dicke Rippe, Rostbr.)	100	161	8,9	0,0	49,8
Ochsenschwanz	100	184	11,5	0,0	56,3
Hackfleisch	100	216	14	0,0	58,3
Tafelspitz	125	230	15	0,0	58,7
Rindfleisch in Dosen (i.D.)	100	196	13,6	0,0	62,4
Hirn	100	130	9,6	0,4	66,5
Zunge	100	209	15,9	0,4	68,5
Luncheon meat (Frühstücksfl.)	100	294	25,4	1,6	77,8
Schweinefleisch					
Schnitzel (Oberschale)	100	106	1,9	0,0	16,1
Muskelfleisch (ohne Fett)	100	105	1,9	0,0	16,3
Filet	100	104	2	0,0	17,3
Herz	100	89	2,1	1,6	21,2
Niere	100	96	3,2	0,8	30,0
Leber	100	124	4,5	0,5	32,7
Kotelett	100	150	7,6	0,0	45,6
Eisbein (Hinterhaxe)	100	186	12,2	0,0	59,0
Kasseler	100	237	17	0,0	64,6
Kamm (Hals)	100	191	13,8	0,0	65,0
Schaufelbraten	125	275	21	0,0	68,7
Zunge	100	198	15,7	0,5	71,4
Bauch	100	261	21,1	0,0	72,8
Schulter (Bug)	100	271	22,5	0,0	74,7

	Gramm	kcal	g Fett	KH	% kcal aus Fett
Keule					
(Schlegel, Hinterschinken)	100	274	22,9	0,0	75,2
Mett	100	318	27,5	0,0	77,8
Kopf	100	324	29,1	0,0	80,8
Backe	100	539	55,5	0,0	92,7
Rückenspeck	100	759	82,5	0,0	97,8
Wildfleisch					
Hase	100	113	3	0,0	23,9
Hirsch	100	112	3,3	0,0	26,5
Reh, Keule (Schlegel)	100	97	1,3	0,0	12,1
Reh, Rücken	100	122	3,6	0,0	26,6
Rentierfleisch	100	130	3	0,0	20,8
Wachtel	100	110	2	0,0	16,4
Wildschwein, Keule	125	135	4	1,0	26,7
Fasan (mit Haut)	125	190	8	1,0	37,9
Kaninchen	125	190	10	1,0	47,4
Rebhuhn	125	190	11	0,0	52,1
Taube	125	210	12	2,0	51,4
Wildente	125	180	12	0,0	60,0
Geflügel					
Huhn, Leber	100	136	4,3	1,2	28,46
Straußenfleisch	100	97	2	0,0	18,6
Truthahn, Brust ohne Haut	100	105	1	0,0	8,6
Truthahn, Keule ohne Haut	100	114	3,6	0,0	28,4
Ente	100	227	17,2	0,0	68,2
Gans	100	342	31	0,0	81,6
Gans, Leber	125	230	12	7,0	47,0
Huhn, Brathuhn	100	166	9,6	0,0	52,0
Huhn, Brustfilet mit Haut	100	145	6,2	0,0	38,5
Huhn, Herz	100	124	5,3	1,8	38,5
Huhn, Keule mit Haut	100	174	11,2	0,0	57,9
Huhn, Suppenhuhn	100	257	20,3	0,0	71,1
Pute, Leber	125	135	5	1,0	33,3
Truthahn (Puter), ausgewachsene Tiere	100	212	15	0,0	63,7
Truthahn, Jungtiere	100	151	6,8	0,0	40,5

	Gramm	kcal	g Fett	KH	% kcal aus Fett
Sonstige Fleischarten					
Pferd	100	107	2,7	0,0	22,7
Kaninchen	100	152	7,6	0,0	45,0
Ziege	100	149	7,9	0,0	47,7

Fleisch- und Wurstwaren

	Gramm	kcal	g Fett	KH	% kcal aus Fett
Lachsschinken	100	133,3	1	0,0	6,8
Pferdewurst	100	111	1	0,0	8,1
Schinken ohne Fettrand	100	145	2,9	0,0	18,0
Bierschinken	100	169	11,4	0,0	60,7
Bockwurst	100	277	25,3	0,0	82,2
Bratwurst (Schwein)	100	298	28,8	0,0	87,0
Bratwurst, polnische Bauern-	150	455	37	0,0	73,2
Cervelatwurst	100	394	34,8	0,0	79,5
Döner Kebap	300	635	35	53,0	49,6
Dosenwürstchen	100	306	28,3	0,0	83,2
Fleischkäse (Leberkäse)	100	297	27,5	0,0	83,3
Fleischsalat	100	360	37	3,0	92,5
Fleischwurst	100	296	28,5	0,0	86,7
Frankfurter Würstchen	100	272	24,4	0,0	80,7
Frikadellen	150	280	15	8,0	48,2
Geflügelwurst, mager	100	108	4,8	0,0	40,0
Gelbwurst (Hirnwurst)	100	281	26,9	0,0	86,2
Hackfleisch (halb&halb)	100	260	20	0,0	69,2
Jagdwurst	100	205	16,2	0,0	71,1
Kalbsbratwurst	100	266	25	0,0	84,6
Knackwurst	100	300	28	0,0	84,0
Leberpastete	100	314	28,6	0,0	82,0
Leberwurst, grob	100	326	29,2	0,0	80,6
Leberwurst, mager	100	257	21	0,0	73,5
Mettwurst (Braunschweiger)	100	390	37,2	0,0	85,8
Mortadella	100	345	32,8	0,0	85,6
Münchener Weißwurst	100	287	27	0,0	84,7
Rauchfleisch	100	255	9	0,0	31,8
Rotwurst (Blutwurst)	100	301	29	0,0	86,7
Salami	100	371	33	0,0	80,1
Schinken, gesalzen und gekocht	100	193	12,8	0,0	59,7

	Gramm	kcal	g Fett	KH	% kcal aus Fett
Schinken, gesalzen, geräuchert	100	383	35	0,0	82,2
Schinkenspeck »Bacon«	100	316,6	26,6	0,0	75,6
Schweinskopfsülze	100	200	14	0,0	63,0
Speck, durchwachsen	100	621	65	0,0	94,2
Sülzkotelett	100	130	6	0,0	41,5
Wiener Würstchen	100	296	28,3	0,0	86,0

Fleischbrühen

	Gramm	kcal	g Fett	KH	% kcal aus Fett
Fleischextrakt (Liebigs)	100	247	0,9	3,0	3,3
Fette Brühe, Trockenprodukt	100	351	26,5	6,0	67,9
Gekörnte Brühe, Trockenprodukt	100	193	8,5	5,0	39,6
Klare Brühe, Instant	100	242	12	10,0	44,6
Klare Fleischsuppe, verzehrfertig	100	6	0,4	0,3	60,0
Klare Hühnersuppe, Instant	100	293	12,2	32,1	37,5

Fisch und Meeresfrüchte

Süßwasserfische

	Gramm	kcal	g Fett	KH	% kcal aus Fett
Barsch, Flussbarsch	100	81	0,8	0,0	8,9
Felchen (Renke)	100	100	3,2	0,0	28,8
Forelle (Bachforelle)	100	102	2,7	0,0	23,8
Hecht	100	82	0,9	0,0	9,9
Schleie	100	77	0,7	0,0	8,2
Zander	100	83	0,7	0,0	7,6
Aal, Flussaal	100	281	24,5	0,0	78,5
Brasse	100	116	5,5	0,0	42,7
Karpfen	100	115	4,8	0,0	37,6
Lachs (Salm)	100	202	13,6	0,0	60,6

Seefisch

	Gramm	kcal	g Fett	KH	% kcal aus Fett
Flunder	100	72	0,7	0,0	8,8
Heilbutt (Weißer Heilbutt)	100	96	1,7	0,0	15,9
Kabeljau (Dorsch)	100	76	0,6	0,0	7,1
Kabeljau, Filet	100	68	0	0,0	0,0
Katfisch (Steinbeißer)	100	81	2	0,0	22,2

	Gramm	kcal	g Fett	KH	% kcal aus Fett
Schellfisch	100	77	0,6	0,0	7,0
Scholle	100	86	1,9	0,0	19,9
Seehecht	100	91	2,5	0,0	24,7
Seelachs (Köhler)	100	81	0,9	0,0	10,0
Seezunge	100	83	1,4	0,0	15,2
Steinbutt	100	82	1,7	0,0	18,7
Hering (Atlantikhering)	100	233	17,8	0,0	68,8
Hering, Filet	100	207	15	0,0	65,2
Kabeljau, Leber	100	609	65	0,0	96,1
Makrele	100	180	11,6	0,0	58,0
Ostseehering	100	155	9,2	0,0	53,4
Rotbarsch (Goldbarsch)	100	105	3,6	0,0	30,9
Sardine	100	118	4,5	0,0	34,3
Thunfisch	100	226	15,5	0,0	61,7
Sonstige Meerestiere					
Algen	100	36,5	0,4	2,1	9,9
Austern	100	66	1,2	4,8	16,4
Garnelen (Speisekrabbe)	100	87	1,4	0,0	14,5
Hummer	100	81	1,9	0,0	21,1
Krebs (Flusskrebs)	100	65	0,5	0,0	6,9
Krill	100	90	3	0,0	30,0
Languste	100	84	1,1	1,3	11,8
Miesmuschel (Blau- od. Pfahlmuschel)	100	51	1,3	0,0	22,9
Seeohr	100	120	4	0,0	30,0
Shrimps, ausgelöst	100	75	1	0,0	12,0
Steckmuschel (Klaffmuschel)	100	54	1,3	0,0	21,7
Tintenfisch	100	73	0,9	0,0	11,1
Fischdauerwaren					
Fischfond, Lacroix	100	7,5	0,03	0,6	3,6
Flunder, geräuchert	100	110	1,9	0,0	15,5
Forellenfilets, geräuchert	100	120	3	1,0	22,5
Krabben in Dosen	100	92	2,5	0,0	24,5
Krebsfleisch in Dosen	100	87	1,7	0,0	17,6
Schellfisch, geräuchert	100	93	0,5	0,0	4,8
Seelachs, geräuchert	100	98	0,8	0,0	7,3

	Gramm	kcal	g Fett	KH	% kcal aus Fett
Stockfisch (Kabeljau, getrocknet)	100	339	2,5	0,0	6,6
Aal, geräuchert	100	329	28,6	0,0	78,2
Bismarckhering	125	260	20	0,0	69,2
Brathering	100	204	15,2	0,0	67,1
Bückling, geräuchert, ½ Fisch	100	224	15,5	0,0	62,3
Hering in Gelee	100	164	12,6	0,0	69,1
Hering, mariniert (Bismarckhering)	100	210	16	0,0	68,6
Heringsfilet in Tomatensauce	100	204	15	2,4	66,2
Heringsfilet, mariniert	125	260	20	0,0	69,2
Kaviar, echt (Russischer Kaviar)	100	244	15,5	0,0	57,2
Kaviar-Ersatz (Deutscher Kaviar)	100	115	6,5	0,0	50,9
Lachs, geräuchert	100	289	19,4	0,0	60,4
Lachs, geräuchert, in Dosen	100	165	8,9	0,0	48,5
Lachs, geräuchert, in Öl	100	271	22,8	0,0	75,7
Makrele, geräuchert	100	222	15,5	0,0	62,8
Matjeshering	100	267	22,6	0,0	76,2
Ölsardinen in Dosen	100	222	13,9	0,0	56,4
Rollmops	125	260	20	0,0	69,2
Rotbarsch, geräuchert	100	145	5,5	0,0	34,1
Salzhering	100	218	15,4	0,0	63,6
Schillerlocken	100	302	24,1	0,0	71,8
Seeaal, geräuchert	100	167	7	0,0	37,7
Seelachs, in Öl (Lachsersatz)	100	150	8	0,0	48,0
Sprotte, geräuchert/ Kieler Sprotte	100	120	9	0,0	67,5
Thunfisch in Öl (ganzer Inhalt)	100	283	20,9	0,0	66,5

Gemüse, -produkte

	Gramm	kcal	g Fett	KH	% kcal aus Fett
Artischocke, roh	100	22	0,1	2,6	4,1
Artischockenböden, Dose	220	60	0	11,0	0,0
Artischockenherzen, Dose	250	150	0	31,0	0,0
Aubergine, roh	100	17	0,2	2,5	10,6

	Gramm	kcal	g Fett	KH	% kcal aus Fett
Bambussprossen, roh	100	17	0,3	1,0	15,9
Batate (Süßkartoffel), roh	100	108	0,5	24,0	4,2
Bleichsellerie (Stauden-), roh	100	15	0,2	2,2	12,0
Blumenkohl gekocht, aus tiefgefrorenem	100	17	0,2	2,2	10,6
Blumenkohl, gekocht	100	18	0,2	2,0	10,0
Blumenkohl, roh	100	22	0,3	2,3	12,3
Blumenkohl, tiefgefroren	100	22	0,2	3,3	8,2
Bohnen, getrocknet	100	290	1,4	47,4	4,3
Bohnen, grün, roh	100	32	0,2	5,1	5,6
Bohnen, in Dosen	100	22	0,1	3,9	4,1
Bohnen, gekocht	100	27	0,3	4,4	10,0
Brennnessel, roh	100	44	0,6	1,3	12,3
Brokkoli, gekocht	100	22	0,2	2,0	8,2
Brokkoli, roh	100	26	0,2	2,5	6,9
Brunnenkresse, roh	100	18	0,3	2,3	15,0
Cassave, Knolle	100	135	0	32,0	0,0
Chayote, exot. Gemüse	100	28	0	5,5	0,0
Chicorée, roh	100	16	0,2	2,3	11,3
Chili	100	32	0,5	6,0	14,1
Chinakohl, roh	100	12	0,3	1,2	22,5
Cornichon, Konserve	100	15	0	3,0	0,0
Eichblattsalat, roh	100	10	0	0,0	0,0
Eisbergsalat	100	13	0,3	1,9	20,8
Endivien, roh	100	14	0,2	1,2	12,9
Erbsen gekocht, abgetropft	100	68	0,5	10,4	6,6
Erbsen in Dosen, abgetropft	100	48	0,4	4,8	7,5
Erbsen, grün, roh, Schote und Samen	100	70	0,5	10,6	6,4
Esskastanien (Maronen), roh	100	190	2	41,0	9,5
Feldsalat, roh	100	14	0,4	0,7	25,7
Fenchel, roh	100	24	0,3	2,8	11,3
Fenchelkraut, roh	100	20	0	3,0	0,0
Frühlingszwiebel, roh	100	23	0,5	3,0	19,6
Gartenkresse, roh	100	33	0,7	2,5	19,1
Gemüsebananen (Mehlbananen)	100	158	0	37,5	0,0
Gemüsebrühe, Instant, klar	125	3	0	0,0	0,0

	Gramm	kcal	g Fett	KH	% kcal aus Fett
Gewürzgurken, Konserve (Salz-Dill)	100	30	0,2	2,5	6,0
Grüner Pfeffer, roh	100	16	0,4	2,2	22,5
Grünkohl (Braunkohl), roh	100	37	0,9	2,5	21,9
Gurken, roh	100	12	0,2	1,8	15,0
Ingwer (Wurzel)	100	61	0,8	11,0	11,8
Kartoffel, roh	100	70	0,1	14,8	1,3
Kartoffelchips (normale)	100	539	39,4	40,5	65,8
Kartoffelchips (LOW FETT 30-Schipps)	100	436	14	76	28,9
Kartoffelflocken (Püree, trocken)	100	334	0,5	75,0	1,3
Kloß, roh, 1 Stück	100	100	0	23,0	0,0
Knoblauch, roh	100	139	0,1	28,4	0,6
Knollensellerie, gekocht	100	20	0,3	2,8	13,5
Knollensellerie, roh	100	18	0,3	2,3	15,0
Kohlrabi, roh	100	24	0,1	3,7	3,8
Kohlrübe, roh (Steckrübe)	100	35	0,2	7,0	5,1
Kopfsalat, roh	100	12	0,2	1,1	15,0
Kroketten, frittiert	150	270	11	34,0	36,7
Kürbis, roh	100	26	0,1	5,0	3,5
Löwenzahnblätter, roh	100	27	0,6	2,4	20,0
Lunja (Bohnenkeimlinge, Mungobohnenkeime)	100	23	0,5	2,0	19,6
Mangold, roh	100	14	0,3	0,7	19,3
Maniok	100	135	0	32,0	0,0
Meerrettich, roh	100	63	0,3	11,7	4,3
Mixed Pickles, Konserve	100	20	0	4,0	0,0
Möhren, roh	100	27	0,2	4,8	6,7
Möhren, gekocht	100	18	0,2	3,1	10,0
Möhren, getrocknet	100	194	1,5	36,8	7,0
Möhren, in Dosen	100	14	0,3	2,0	19,3
Möhrensaft	100	22	0	4,8	0,0
Okra (Gumbo), Eibisch, exot. Gemüse	100	20	0	2,0	0,0
Oliven grün, Konserve	20	30	3	0,0	90,0
Oliven, schwarz, »griech. Art«, Konserve	20	70	7	1,0	90,0

	Gramm	kcal	g Fett	KH	% kcal aus Fett
Opuntje, Kaktusfeige	100	35	0,5	7,0	12,9
Paksoi	100	13	0,5	1,0	*34,6*
Palmherzen, Palmito, exot. Gemüse	100	35	0,5	5,0	12,9
Paprikafrüchte, gedünstet	100	19	0,3	3,1	14,2
Paprikafrüchte, roh	100	20	0,3	2,9	13,5
Paprikaschoten, Peperoni, Pfefferschoten	100	20	0,5	3,0	22,5
Pastinake, roh	100	58	0,4	12,1	6,2
Petersilienblatt, roh	100	50	0,4	7,3	7,2
Petersilienwurzel, roh	100	40	0,5	6,0	11,3
Pilze (i. D.)	100	20	0,5	0,5	22,5
Pommes frites, verzehrfertig, ungesalzen	100	290	14,5	35,7	*45,0*
Pommes, fettarm, für den Backofen	100	156	4	28,5	23,07
Porree (Lauch), roh	100	25	0,3	3,2	10,8
Portulak, roh	100	11	0,3	0,6	24,5
Radicchio	100	13	0,2	1,5	13,8
Radieschen, roh	100	14	0,1	2,0	6,4
Relish, 1 EL	20	20	0	4,0	0,0
Rettich, roh	100	14	0,2	1,9	12,9
Rhabarber, gekocht (ohne Zutaten)	100	11	0,1	1,0	8,2
Rharbarber, roh	100	13	0,1	1,4	6,9
Rosenkohl, gekocht	100	31	0,5	2,4	14,5
Rosenkohl, roh	100	36	0,3	3,3	7,5
Rote Rübe (Bete), gekocht	100	25	0,1	5,0	3,6
Rote Rübe (Bete), roh	100	41	0,1	8,4	2,2
Rote Rübe (Bete), Saft	100	36	0	8,0	0,0
Rotkohl, roh	100	21	0,2	3,2	8,6
Rucola, roh	100	24	0,7	2,1	26,3
Sauerampfer, roh	100	25	0,4	2,0	14,4
Sauerkraut, abgetropft, roh	100	17	0,3	0,8	15,9
Schalotten, roh	10	4	0	1,0	0,0
Schnittlauch, roh	100	27	0,7	1,6	23,3
Schoten (Kefen, Zuckererbsen)	100	70	0	12,0	0,0
Schwarzwurzel, gekocht	100	17	0,4	2,0	21,2

	Gramm	kcal	g Fett	KH	% kcal aus Fett
Schwarzwurzel, roh	100	16	0,4	1,6	22,5
Spargel, in Dosen	100	13	0,1	1,0	6,9
Spargel, gekocht	100	13	0,1	1,2	6,9
Spargel, roh	100	18	0,1	2,2	5,0
Spinat, gekocht	100	14	0,3	0,5	19,3
Spinat, roh	100	15	0,3	0,6	18,0
Spinat, tiefgefroren	100	14	0,3	0,5	19,3
Spinatsaft	100	9	0,1	0,5	10,0
Stangensellerie	100	15	0	2,0	0,0
Suppengrün	100	40	0	8,0	0,0
Süßkartoffel (Batate), roh	100	108	0,6	24,1	5,0
Taro, Wasserbrotwurzel	100	105	0	24,0	0,0
Tomaten, in Dosen	100	19	0,2	2,7	9,5
Tomaten, roh	100	17	0,2	2,6	10,6
Tomatenmark, gesalzen	100	39	0,5	5,5	11,5
Tomatenpaprika, Konserve	150	50	0	10,0	0,0
Tomatensaft	100	17	0,1	2,9	5,3
Topinambur, roh	100	30	0,4	4,0	12,0
Wasserkastanien	100	65	0	14,0	0,0
Wegerich, roh (Breit-)	100	25	0,4	1,8	14,4
Weiße Rübe, roh	100	25	0,2	4,7	7,2
Weißkohl, getrocknet (ungeschwefelt)	100	219	1,5	39,0	6,2
Weißkohl, roh	100	24	0,2	4,2	7,5
Wirsing, gekocht	100	25	0,4	3,1	14,4
Wirsing, roh	100	25	0,4	2,4	14,4
Yamsknolle, roh	100	100	0	22,5	0,0
Zucchini, roh	100	19	0,4	2,2	18,9
Zuckererbsenschoten	100	70	0	1,2	0,0
Zuckermais, gedämpft	100	54	1,2	8,0	20,0
Zuckermais, in Dosen	100	110	1,5	21,0	12,3
Zuckermais, roh	100	86	1,2	15,8	12,6
Zwiebel, getrocknet	100	198	0,9	35,3	4,1
Zwiebel, roh	100	28	0,3	4,9	9,6

	Gramm	kcal	g Fett	KH	% kcal aus Fett

Hülsenfrüchte

Adzukibohnen, roh	60	170	1	32,0	5,3
Alfalfa-Luzerne, Sprossen, frische	100	31	0,7	2,1	20,3
Bohne, weiß, roh	100	238	1,6	34,7	6,1
Bohnensprossen, frische	100	34	0,7	2,3	18,5
Erbse, roh	100	269	1,4	41,2	4,7
Kichererbsen, roh	100	306	5,9	44,3	17,4
Kichererbsen, Sprossen, frische	100	144	0,7	25,5	4,4
Kidneybohnen	100	308	3,3	50,0	9,6
Limabohnen, roh	100	275	1,4	45,0	4,6
Linsen, roh	100	270	1,5	40,6	5,0
Linsensprossen, roh	50	15	0	1,0	0,0
Mungobohnen, roh	100	269	1,2	41,5	4,0
Saubohnen, roh	100	309	2	48,9	5,8
Sojabohnen, roh	100	339	18,3	6,3	48,6
Sojakeime, Sojasprossen	100	50	1	5,0	18,0
Sojafleisch, trocken (i. D.)	100	249	2,2	13,4	8,0
Sojakäse (Tofu)	100	85	4,8	1,9	50,8
Sojamehl, vollfett	100	361	20,6	3,1	51,4
Sojawurst (i. D.)	100	313	27,3	4,3	78,5
Wachtelbohnen	60	200	1	33,0	4,5

Samen und Nüsse

Cashewnuss	100	569	42	30,5	66,4
Erdnuss	100	570	48,1	8,3	75,9
Erdnuss, geröstet	100	588	49,4	9,4	75,6
Erdnussflocken	100	520	28	54,0	48,5
Erdnusspaste (-mus)	100	630	50	17,0	71,4
Haselnuss	100	647	61	11,4	84,9
Kastanie, Marone	100	196	1,9	41,2	8,7
Kokosmilch (ohne Mark)	100	9	0,2	1,4	20,0
Kokosnuss, reif	100	363	36,5	4,8	90,5
Kokosraspel	100	606	62	6,4	92,1
Kürbiskerne	100	600	50	5,0	75,0
Leinsamen, ungeschält	100	393	30,9	0,0	70,8

	Gramm	kcal	g Fett	KH	% kcal aus Fett
Lupinensamen, ungeschält	100	450	20	30,0	40,0
Macadamianuss	100	687	73	0,0	95,6
Mandel	100	577	54	3,7	84,2
Mohnsamen	100	492	42,2	4,2	77,2
Paranuss	100	673	67	3,6	89,6
Pekannuss	100	703	72	4,4	92,2
Pinienkerne	100	674	60	20,5	80,1
Pistazienkerne	100	618	51,6	17,5	75,1
Sesam-Samen	100	574	50	10,2	78,4
Sonnenblumenkerne, geschält	100	596	49	12,3	74,0
Walnuss	100	666	62	12,1	83,8

Getreide, Mehle und sonstige Mahlprodukte

	Gramm	kcal	g Fett	KH	% kcal aus Fett
Amaranth	100	369	8,8	56,8	21,5
Buchweizen, Grütze	100	337	1,6	72,6	4,3
Buchweizen, Korn, geschält	100	341	1,7	71,3	4,5
Buchweizen, Vollmehl	100	354	2,7	70,7	6,9
Cornflakes (Maisflocken)	100	500	0	100,0	0,0
Gerste, Korn	100	315	2,1	63,3	6,0
Gerste, Graupen	100	338	1,4	71,0	3,7
Gerste, Vollkornmehl	100	348	1,9	72,0	4,9
Getreidesprossen, frisch, im Durchschnitt	100	68	0,4	13,0	5,3
Grünkern (Dinkel), Korn	100	324	2,7	63,2	7,5
Grünkern, Mehl (Dinkel)	100	336	2,5	64,0	6,7
Hafer, Flocken (Vollkorn)	100	352	7	58,7	17,9
Hafer, Flocken, Instant	100	351	7,7	57,2	19,7
Hafer, Kleie	100	310	8,5	40,5	24,7
Hirse, Korn	100	354	3,9	69,0	9,9
Hirse, Vollkornflocken, 1 geh. EL	12	40	0	9,0	0,0
Mais, Grieß (Polenta)	100	339	8,8	73,5	23,4
Mais, Korn	100	331	3,8	65,0	10,3
Mais, Popcorn (roh)	100	368	5	68,0	12,2
Mais, Vollmehl	100	329	2,8	66,3	7,7
Paniermehl	100	349	0,1	72,0	0,3

	Gramm	kcal	g Fett	KH	% kcal aus Fett
Popcorn, Puffmais, Puffreis, Rice Crispies	100	250	0	50,0	0,0
Quinoa	100	338	5	58,5	13,3
Reis, Korn, Naturreis	100	347	2,2	74,1	5,7
Reis, Mehl	100	352	0,7	79,1	1,8
Reis, poliert, parboiled, gekocht	100	106	0,2	24,0	1,7
Reis, poliert, parboiled, roh	100	344	0,5	78,4	1,3
Reis, poliert, roh	100	347	0,6	78,4	1,6
Roggen, Flocken	100	307	1,7	61,0	5,0
Roggen, Keime, getrocknet	100	400	11,2	32,7	25,2
Roggen, Korn	100	296	1,7	60,7	5,2
Roggen, Mehl, Type 1150	100	319	1,3	67,8	3,7
Roggen, Mehl, Type 815	100	321	1	71,0	2,8
Roggen, Mehl, Type 997	100	312	1,1	68,0	3,2
Roggen, Vollkornmehl/ Backschrot, Type 1800	100	293	1,5	59,0	4,6
Sago, Tapioka (Cassave)	100	350	0	85,0	0,0
Sojaflocken, vollfett, 1 geh. EL	10	50	3	3,0	54,0
Sojamehl, halbfett, 1 geh. EL	15	50	1	4,0	18,0
Sojaschrot, 1 geh. EL	10	40	2	1,0	45,0
Speisekleie	100	176	4,3	16,3	22,0
Weizen, Grieß	100	328	1	69,0	2,7
Weizen, Keime, getrocknet	100	320	9,2	30,6	25,9
Weizen, Kleie	100	178	4,7	18,0	23,8
Weizen, Korn	100	308	2	61,0	5,8
Weizen, Mehl Type 1050	100	331	1,8	67,0	4,9
Weizen, Mehl Type 405	100	335	1	71,0	2,7
Weizen, Mehl Type 550	100	337	1,1	70,8	2,9
Weizen, Vollkornmehl/ Backschrot, Type 1700	100	302	2	59,7	6,0
Wildreis, 1 geh. EL	15	50	0	11,0	0,0

Stärkemehle

Stärke, Kartoffel	100	336	0,1	83,1	0,3
Stärke, Mais	100	346	0,1	85,9	0,3
Stärke, Reis	100	343	0	85,0	0,0
Stärke, Weizen	100	347	0,1	86,1	0,3

	Gramm	kcal	g Fett	KH	% kcal aus Fett

Backmehle und -teige

Backmischungen, nach Anweisung verzehrfertig zubereitet

	Gramm	kcal	g Fett	KH	% kcal aus Fett
Biskuit	100	320	4	64,0	11,3
Hefeteig	100	303	7	52,0	20,8
Zitronenkuchen (*)	100	360	12	58,0	30,0
Gewürzkuchen (*)	100	390	15	58,0	34,6
Marmorkuchen (*)	100	381	15,9	52,0	37,6
Rührteig (*)	100	430	19	58,0	39,8
Sachertorte	100	365	17,5	42,4	43,2
Nusskuchen	100	417	23,8	43,2	51,4

Backteige, Backwaren tiefgefroren, backfertig

	Gramm	kcal	g Fett	KH	% kcal aus Fett
Hefeteig	100	270	6	47,0	20,0
Pizzateig	100	258	6,4	43,0	22,3
Apfeltaschen	100	268	8	45,0	26,9
Käsekuchen	100	230	8	30,0	31,3
Mohnkuchen	100	355	17	42,0	43,1
Apfelstrudel	100	230	12	28,0	47,0
Blätterteig	100	375	25	33,0	60,0

Brote und Brötchen

	Gramm	kcal	g Fett	KH	% kcal aus Fett
Baguette	100	260	0,7	55,4	2,4
Grahambrot	100	201	1	39,7	4,5
Knäckebrot	100	318	1,5	66,0	4,2
Laugenbrezel/-brötchen	100	226	1,8	45,3	7,2
Mehrkornbrot	100	216	1,6	42,8	6,7
Pumpernickel	100	185	1	36,5	4,9
Roggen, Brot	100	219	1	45,7	4,1
Roggen, Mischbrot	100	212	1,1	43,7	4,7
Roggen, Mischbrot mit Kleie	100	207	1,5	42,1	6,5
Roggen, Schrot- und Vollkornbrot	100	195	1,2	38,8	5,5

(*) Diese Backmischungen funktionieren auch mit 1,5%igem Joghurt, dann sind die Kuchen LOW FETT 30.

	Gramm	kcal	g Fett	KH	% kcal aus Fett
Vollkornbrot mit Sonnenblumenkernen	100	231	3,9	39,9	15,2
Weißbrot	100	236	1,2	48,0	4,6
Weizen, Brötchen (Semmeln)	100	274	1,9	55,5	6,2
Weizen, Mischbrot	100	224	1,1	47,7	4,4
Weizen, Schrot- und Vollkornbrot	100	204	1	41,0	4,4
Weizen, Toastbrot	100	262	4,5	48,0	15,5

Fein- und Dauerbackwaren

	Gramm	kcal	g Fett	KH	% kcal aus Fett
Biskuit (Löffel-)	100	407	5	82,0	11,1
Butterkeks	100	422	10	75,0	21,3
Früchtebrot	100	289	8,6	46,3	26,8
Hefegebäck, einfach	100	249	6,6	39,0	23,9
Obstkuchen, Hefeteig	100	176	3,5	32,2	17,9
Obsttortenboden, verzehrfertig	100	349	5	68,0	12,9
Russisch Brot	100	388	1	88,2	2,3
Salzstangen, Salzbrezeln	100	347	0,5	76,0	1,3
Tortenboden	100	346	5,2	68,3	13,5
Vollkorn-Fladenbrot	100	367	3	75,0	7,4
Vollkornzwieback	100	364	8	56,0	19,8
Zwieback, eifrei	100	368	4	73,1	9,8
Apfelkuchen, gedeckt	100	203	7,5	31,2	*33,3*
Berliner Pfannkuchen	100	317	11,8	44,0	*33,5*
Butterkuchen	100	366	16,8	47,6	*41,3*
Gewürzkuchen	100	335	12,5	49,2	*33,6*
Kleingebäck, gemischt	100	515	26,7	62,0	*46,7*
Mandelmakronen	100	376	24	35,0	*57,4*
Müslikeks	100	443	19	60,0	*38,6*
Nusskuchen	100	436	29,1	36,9	*60,1*
Sahnetorte	100	365	25	30,0	*61,6*
Vollkornkeks i. D.	100	440	20	55,0	*40,9*
Waffelmischung	100	472	20	68,0	*38,1*
Weihnachtsstollen, sächsischer	100	346	13	51,5	*33,8*

	Gramm	kcal	g Fett	KH	% kcal aus Fett

Frühstücksflocken

	Gramm	kcal	g Fett	KH	% kcal aus Fett
Cornflakes	100	355	0,6	79,6	1,5
Früchte-Müsli, ohne Zucker (i. D.)	100	363	8,8	60,2	21,8
Kleieflocken, gezuckert	100	243	3	42,0	11,1
Müsli-Mischung, Trockenprodukt (i. D.)	100	394	10	67,0	22,8
Schoko-Müsli (i. D.)	100	399	11,5	63,8	25,9

Teigwaren

	Gramm	kcal	g Fett	KH	% kcal aus Fett
Eier-Teigwaren (Nudeln), roh	100	360	3	70,0	7,5
Glasnudeln	50	80	0	20,0	0,0
Spaghetti, eifrei, roh	100	362	1,2	75,2	3,0
Vollkornnudeln, roh	100	343	3	64,0	7,9

Verschiedenes

	Gramm	kcal	g Fett	KH	% kcal aus Fett
Gelatine	100	338	0,1	0,0	0,3
Bäckerhefe	100	78	1,2	0,0	13,8
Bierhefe (getrocknet)	100	229	4,2	0,0	16,5
Senf (süß)	100	114	3,5	13	27,6
Senf (scharf)	100	102	6,3	5,3	55,6
Senf, Dijon	100	159	13	4	73,6

Obst und Produkte aus Obst

	Gramm	kcal	g Fett	KH	% kcal aus Fett
Acerola, Konzentrat, fest	100	261	1,2	57,0	4,1
Acerola, roh	100	16	0,2	2,6	11,3
Acerola, Saft	100	22	0,3	4,5	12,3
Ananas, in Dosen	100	66	0,2	15,2	2,7
Ananas, roh	100	55	0,2	12,4	3,3
Ananas, Saft	100	53	0,1	12,0	1,7
Apfel, -dicksaft	100	250	0	60,0	0,0
Apfel, Gelee	100	258	0	64,0	0,0
Apfel, getrocknet (geschwefelt)	100	255	1,6	57,0	5,6
Apfel, Mus	100	79	0,1	19,2	1,1

	Gramm	kcal	g Fett	KH	% kcal aus Fett
Apfel, Saft	100	57	0	11,7	0,0
Apfel, ungeschält, roh	100	54	0,6	11,4	10,0
Apfelbanane	100	100	0	11,0	0,0
Apfelsine, Konfitüre	100	259	0	63,6	0,0
Apfelsine, roh	100	42	0,2	8,3	4,3
Apfelsine, Saft, frisch gepresst	100	46	0,2	9,4	3,9
Apfelsine, Saft, Handel, o. Z.	100	44	0,2	9,0	4,1
Apfelsine, Saft, Konzentrat	100	212	1,5	47,1	6,4
Aprikosen, getrocknet	100	240	0,5	47,9	1,9
Aprikosen, in Dosen	100	71	0,1	17,0	1,3
Aprikosen, Konfitüre	100	248	0,1	60,6	0,4
Aprikosen, Nektar, ca. 40 % Fruchtanteil	100	60	0,1	14,4	1,5
Aprikosen, roh	100	45	0,1	8,5	2,0
Avocado, roh	100	221	23,5	0,4	95,7
Banane, getrocknet	100	326	0,8	75,2	2,2
Banane, roh	100	94	0,2	21,4	1,9
Birne, -dicksaft	100	275	0	65,0	0,0
Birne, getrocknet	100	213	1,8	46,0	7,6
Birne, in Dosen	100	67	0,2	16,0	2,7
Birne, Nektar, 40 % Fruchtanteil	100	55	0,2	12,9	3,3
Birne, roh	100	55	0,3	12,7	4,9
Boysenberries	100	30	0	7,0	0,0
Brombeere, Konfitüre	100	259	0,4	63,1	1,4
Brombeere, roh	100	44	1	6,2	20,5
Brombeere, Saft	100	38	0,6	7,8	14,2
Brotfrucht, roh	100	110	0	25,0	0,0
Carissa (Natal-Pflaume)	100	80	0	20,0	0,0
Cashew-Apfel	100	55	1	11,0	16,4
Chagote	125	30	0	7,0	0,0
Cherimoya (Anone)	100	63	0,3	13,6	4,3
Cocktailkirsche, 1 Stück	3	8	0	2,0	0,0
Dattel, getrocknet	100	277	0,5	65,2	1,6
Dattel, -mark, pur, ohne Zuckerzusatz	100	200	0	45,0	0,0
Durian, exot. Frucht	100	140	2	29,0	12,9
Ebereschenfrucht, süß	100	85	0	18,0	0,0

	Gramm	kcal	g Fett	KH	% kcal aus Fett
Erdbeeren, in Dosen	100	77	0,2	18,1	2,3
Erdbeeren, Konfitüre	100	256	0,2	62,6	0,7
Erdbeeren, roh	100	32	0,4	5,5	11,3
Erdbeeren, tiefgefroren	100	33	0,4	6,5	10,9
Feige, getrocknet	100	247	1,3	54,0	4,7
Feige, kandiert	100	296	0,2	70,0	0,6
Feige, roh	100	60	0,4	12,9	6,0
Granatapfel, roh	100	74	0,6	16,7	7,3
Grapefruit, roh	100	45	0,2	7,5	4,0
Grapefruit, Saft	100	36	0,1	7,2	2,5
Grapefruit, Saft in Dosen, gesüßt	100	58	0,1	13,7	1,6
Grapefruit, Saft in Dosen, ungesüßt	100	47	0,1	10,1	1,9
Guave in Dosen, mit Sirup	100	65	0	15,7	0,0
Guave, roh	100	28	0,5	6,0	16,1
Hagebutten, Fleisch, Schale	100	89	0,7	18,7	7,1
Hagebutten, Konfitüre	100	252	0	62,3	0,0
Hagebutten, roh	100	91	0	16,2	0,0
Heidelbeere, Konfitüre	100	257	0	63,6	0,0
Heidelbeeren, in Dosen, gesüßt	100	73	0,5	16,0	6,2
Heidelbeeren, in Dosen, o. Z.	100	24	0,4	3,9	15,0
Heidelbeeren, roh	100	37	0,6	6,1	14,6
Heidelbeeren, tiefgefroren, ungesüßt	100	83	0,5	19,0	5,4
Himbeere, Gelee	100	242	0	59,9	0,0
Himbeeren in Dosen, gesüßt	100	70	0,3	16,0	3,9
Himbeeren in Dosen, o. Z.	100	26	0,1	5,5	3,5
Himbeeren, roh	100	33	0,3	4,8	8,2
Himbeersaft, frisch gepresst	100	28	0	5,5	0,0
Himbeersirup	100	263	0	65,8	0,0
Holunderbeeren, schwarz, roh	100	54	1,7	6,5	28,3
Holunderbeeren, schwarz, Saft	100	38	0	6,8	0,0
Honigmelone, roh, Fruchtfleisch	100	54	0,1	12,4	1,7
Ingwer, roh	100	50	0	10,0	0,0
Jaboticaba, roh	100	70	2	7,0	25,7

	Gramm	kcal	g Fett	KH	% kcal aus Fett
Jackfrucht, roh	100	45	0	8,0	0,0
Johannisbeere, Gelee, rot	100	247	0	60,6	0,0
Johannisbeere, Nektar, rot	100	61	0	12,4	0,0
Johannisbeere, Nektar, schw.	100	64	0	13,0	0,0
Johannisbeeren, Konfitüre, rot	100	257	0,2	62,2	0,7
Johannisbeeren, rot	100	33	0,2	4,9	5,5
Johannisbeeren, schwarz	100	39	0,2	6,1	4,6
Johannnisbeeren, weiß	100	30	0	6,7	0,0
Jujube, chin. Dattel, roh	100	105	0	24,0	0,0
Kaki	100	72	0,3	16,5	3,8
Kaktusfeigen	100	38	0,7	7,1	16,6
Kapstachelbeeren (Ananaskirschen)	125	90	1	17,0	10,0
Karambole	100	23	0,45	3,5	17,6
Kirschen, sauer, roh	100	53	0,5	9,9	8,5
Kirschen, süß, roh	100	63	0,3	13,3	4,3
Kirschen, im Glas	100	83	0,2	19,6	2,2
Kirschen, Konfitüre	100	250	0,1	60,8	0,4
Kiwi	100	53	0,56	10,8	9,5
Korinthen, schwarz und rot, getrocknet	100	259	0	63,1	0,0
Kulturheidelbeeren	100	83	0,5	19,0	5,4
Kumquat, roh	100	61	0,3	14,6	4,4
Litchi	100	75	0,3	17,0	3,6
Loganbeere, roh, ganze Frucht	100	64	0	15,0	0,0
Loganbeeren, in Dosen	100	107	0	26,2	0,0
Mandarinen, roh	100	46	0,3	10,2	5,9
Mandarinensaft	100	46	0,3	9,6	5,9
Mandarinensaft, ungesüßte Handelsware	100	44	0,2	10,1	4,1
Mango, in Dosen	100	82	0	20,3	0,0
Mango, roh	100	59	0,5	12,8	7,6
Maulbeere, roh, ganze Frucht	100	38	0	8,1	0,0
Melone, grün, roh	100	25	0	5,3	0,0
Mirabellen, roh	100	67	0,2	15,0	2,7
Mispel, roh	100	44	0	10,6	0,0
Moosbeere, roh	100	35	0,7	3,9	18,0
Nektarinen, roh, ohne Stein	100	53	0	12,4	0,0

	Gramm	kcal	g Fett	KH	% kcal aus Fett
Papaya, roh	100	32	0,1	7,1	2,8
Passionsfrucht, roh, ohne Schale	100	63	0,4	9,5	5,7
Pfirsiche, getrocknet	100	244	0,6	53,9	2,2
Pfirsiche, in Dosen	100	69	0,1	16,5	1,3
Pfirsiche, roh	100	43	0,1	9,4	2,1
Pflaumen, in Dosen	100	75	0,1	18,1	1,2
Pflaumen, getrocknet	100	222	0,6	47,4	2,4
Pflaumen, Konfitüre	100	242	0	59,6	0,0
Pflaumen, roh	100	49	0,2	10,2	3,7
Preiselbeeren, in Dosen, o. Z.	100	34	0,6	6,5	15,9
Preiselbeeren, roh	100	35	0,5	6,2	12,9
Preiselbeeren, in Dosen, gesüßt	100	182	0,3	44,4	1,5
Quitten, Konfitüre	100	238	0	58,3	0,0
Quitten, roh	100	38	0,5	7,3	11,8
Reineclaude	100	56	0	12,3	0,0
Rosinen, Rum (Fertigprodukt)	25	60	0	17,0	0,0
Sanddornmark, Konserve	100	100	0	0,0	0,0
Stachelbeeren, roh	100	37	0,2	7,0	4,9
Stachelbeeren in Dosen, heavy sirup	100	90	0,1	21,8	1,0
Sultaninen, getrocknet, ganze Frucht	100	266	0	64,7	0,0
Wassermelone	100	37	0,2	8,3	4,9
Weintrauben, getrocknet (Rosinen)	100	260	0,5	68,0	1,7
Weintrauben, roh	100	68	0,3	15,2	4,0
Weintraubensaft	100	68	0	16,6	0,0
Zitrone, roh, geschält	100	36	0,6	3,2	15,0
Zitrone, Saft	100	27	0,1	2,4	3,3

	Gramm	kcal	g Fett	KH	% kcal aus Fett
Milch					
Kuhmilch, H-Milch, entrahmt	100	35	0,1	4,9	2,6
Trinkmilch, entrahmt	100	35	0,1	4,9	2,6
Kuhmilch, H-Milch, 1,5 % Fett	100	47	1,5	4,9	28,7
Stutenmilch	100	47	1,5	6,2	28,7
Trinkmilch, fettarm, 1,5 % Fett	100	47	1,5	4,9	28,7
Schwedenmilch, 3,5 % Fett	100	64	3,2	4,8	45,0
Kuhmilch, H-Milch, 3,5 % Fett	100	64	3,5	4,8	49,2
Trinkmilch, 3,5 % Fett	100	64	3,5	4,8	49,2
Ziegenmilch	100	69	3,9	4,8	50,9
Rohmilch, Vorzugsmilch	100	67	3,8	4,8	51,0
Schafmilch	100	97	6,3	4,7	58,5
Milchprodukte					
Buttermilch	100	35	0,5	4,0	12,9
Buttermilch, Frucht	100	62,5	0,5	10,5	7,2
Buttermilchpulver	100	380	5,5	44,0	13,0
Dickmilch, entrahmt	100	32	0,1	4,2	2,8
Joghurt aus Magermilch	100	32	0,1	4,2	2,8
Joghurt, 1,5 % Fett, mit Früchten, gezuckert	100	78	1,3	13,6	15,0
Joghurt, 1,5 % Fett	100	48	1,5	4,1	30,0
Joghurt, 3,5 % Fett, mit Früchten, gezuckert	100	94	3,1	13,5	29,7
Kakaotrunk aus Magermilch	100	52	0,3	8,9	5,2
Kefir, 1,5 % Fett	100	48	1,6	3,2	30,0
Kefir, Frucht, 1,5 % Fett	100	82,5	1,5	14,0	16,4
Kondensmagerm., m. Z.	100	269	0,2	56,7	0,7
Kondensmagerm., o. Z.	100	83	0,2	12,1	2,2
Kondensmilch, 4 % Fett	100	128	4,1	13,3	28,8
Kondensmilch, gezuckert, 8 % Fett	100	320	8,8	51,9	24,8
Milchpudding	100	94	1,2	18,0	11,5
Molke, süß	100	24	0,2	4,7	7,5
Molkepulver	100	345	2,9	68,2	7,6

	Gramm	kcal	g Fett	KH	% kcal aus Fett
Trockenmilchpulver, mager	100	348	1	49,4	2,6
Crème fraîche, 30% Fett, 1 EL	15	45	4	0,0	80,0
Crème fraîche, 40% Fett	100	378	40	2,5	95,2
Dickmilch, Trinkmilch, 3,5% Fett	100	61	3,5	4,0	51,6
Joghurt, 3,5% Fett	100	61	3,5	4,0	51,6
Kefir aus Trinkmilch, 3,5% Fett	100	61	3,5	4,0	51,6
Kefir, 10% Fett	100	124	9,6	4,0	69,7
Kefir, Frucht, 3,5% Fett	100	100	3,5	13,5	31,5
Kondensmilch, 10% Fett	100	176	10,1	12,5	51,6
Kondensmilch, 7,5% Fett	100	133	7,6	9,6	51,4
Sahne, 10% Fett	100	123	10,5	4,1	76,8
Sahne, 30% Fett	100	309	31,7	3,4	92,3
saure Sahne, 10% Fett	100	117	10	3,7	76,9
saure Sahne, extra	100	187	18	3,4	86,6
Schlagsahne, extra	100	346	36	3,2	93,6
Schmand, 24% Fett	100	239	24	3,2	90,4
Trockenmilchpulver, voll	100	493	27	37,1	49,3

Käse

Frischkäse und Speisequark

	Gramm	kcal	g Fett	KH	% kcal aus Fett
Fruchtquark, 10% Fett i. Tr.	100	115	2	13,0	15,7
Fruchtquark, 20% Fett i. Tr.	100	124	3,7	12,7	26,9
Hüttenkäse, Cottage Cheese, 20% Fett i. Tr.	100	100	2	3,0	18,0
Kräuterquark, 10% Fett i. Tr.	100	90	2	2,0	20,0
Schichtkäse, 10% Fett i. Tr.	100	88	2,4	3,8	24,5
Speisequark, mager	100	72	0,3	3,2	3,8
Doppelrahmfrischkäse	100	340	31,5	2,6	83,4
Frischkäsezubereitung mit Kräutern, 20% Fett i. Tr.	100	134	7,5	3,3	50,4
Frischkäsezubereitung mit Kräutern, 60% Fett i. Tr.	100	251	23	2,4	82,5
Fruchtquark, 40% Fett i. Tr.	100	205	11	15,0	48,3
Körniger Frischkäse	100	81	2,9	0,0	32,2
Kräuterquark, 20% Fett i. Tr.	100	105	4	5,0	34,3

	Gramm	kcal	g Fett	KH	% kcal aus Fett
Kräuterquark, 40 % Fett i. Tr.	100	155	10	4,0	*58,1*
Mascarpone	100	460	47,5	3,6	*92,9*
Ricotta, 20 % Fett i. Tr.	30	55	5	0,0	*81,8*
Robiola, 75 % Fett i. Tr.	100	333	33	1,9	*89,2*
Schafskäse, 40 % Fett i. Tr.	30	65	5	0,0	*69,2*
Schichtkäse, 20 % Fett i. Tr.	100	95	5	4,0	*47,4*
Schichtkäse, 40 % Fett i. Tr.	100	150	11	3,0	*66,0*
Schichtkäse, 50 % Fett i. Tr.	100	175	14,5	2,9	*74,6*
Speisequark, 20 % Fett i. Tr.	100	109	5,1	2,7	*42,1*
Speisequark, 40 % Fett i. Tr.	100	160	11,4	2,6	*64,1*

Hartkäse, Schmelzkäse, Schnittkäse und Weichkäse

	Gramm	kcal	g Fett	KH	% kcal aus Fett
Allgäuer Hartkäse, 50 % Fett i. Tr.	30	120	10	0,0	*75,0*
Appenzeller, 50 % Fett i. Tr.	100	386	31,6	0,0	*73,7*
Back-Camembert, 45 % Fett i. Tr.	100	229	17	0,0	*66,8*
Bavaria Blue, 70 % Fett i. Tr.	100	413	40	0,0	*87,2*
Bel Paese	100	373	30,2	0,0	*72,9*
Bergkäse, 45 % Fett i. Tr.	100	386	30	0,0	*69,9*
Bleu d'Auvergne, 50 % Fett i. Tr.	100	358	29,6	0,0	*74,4*
Bleu de Bresse, 50 % Fett i. Tr.	100	358	29,6	0,0	*74,4*
Brie, 50 % Fett i. Tr.	100	345	27,9	0,1	*72,8*
Butterkäse, 30 % Fett i. Tr.	100	244	15,4	0,0	*56,8*
Butterkäse, 60 % Fett i. Tr.	100	380	34,7	0,0	*82,2*
Cambozola, 70 % Fett i. Tr.	100	413	40	0,0	*87,2*
Camembert, 30 % Fett i. Tr.	100	216	13,5	0,0	*56,3*
Camembert, 45 % Fett i. Tr.	100	285	22,3	0,1	*70,4*
Camembert, 60 % Fett i. Tr.	100	378	34	0,0	*81,0*
Chester (Cheddar), 50 % Fett i. Tr.	100	397	32,2	0,4	*73,0*
Danablu (dän. Edelpilzkäse), 60 % Fett i. Tr.	30	130	12	0,0	*83,1*
Danbo (dän. Steppenkäse), 50 % Fett i. Tr.	30	100	8	0,0	*72,0*
Edamer, 30 % Fett i. Tr.	100	251	16,2	0,0	*58,1*

	Gramm	kcal	g Fett	KH	% kcal aus Fett
Edamer, 45 % Fett i. Tr.	100	354	28,3	0,0	71,9
Edelpilzkäse, 60 % Fett i. Tr.	100	355	29,8	0,0	75,5
Emmentaler, 45 % Fett i. Tr.	100	398	31,2	0,0	70,6
Favorel, Danbo, 45 % Fett i. Tr.	100	325	25,4	0,0	70,3
Feta, 40 % Fett i. Tr.	100	218	16	0,0	66,1
Feta, 45 % Fett i. Tr.	100	237	18,1	0,5	68,7
Geheimratskäse, 45 % Fett i. Tr.	30	100	8	0,0	72,0
Gorgonzola	100	360	31,2	0,0	78,0
Gouda, 40 % Fett i. Tr.	100	300	22,3	0,0	66,9
Gouda, deutscher, 48 % Fett i. Tr.	100	343	28	0,0	73,5
Gruyère, 45 % Fett i. Tr.	100	399	32,1	0,0	72,4
Hardanger, 45 % Fett i. Tr.	30	100	8	0,0	72,0
Harzer, Korbkäse, Mainzer Handkäse	100	126	0,7	0,0	5,0
Havarti, Dänischer Tilsiter, 45 % Fett i. Tr.	30	105	8	1,0	68,6
Hobelkäse, 50 % Fett i. Tr.	100	474	38	0,0	72,2
Jarlsberg, 45 % Fett i. Tr.	100	349	26,9	0,0	69,4
Käsepastete mit Walnüssen, 50 % Fett i. Tr.	100	314	28	3,1	80,3
Klosterkäse, 60 % Fett i. Tr.	30	115	10	0,0	78,3
Kochkäse, 10 % Fett i. Tr.	100	101	3	3,8	26,7
Kochkäse, 40 % Fett i. Tr.	100	187	13,9	3,4	66,9
Leerdamer, 45 % Fett i. Tr.	100	352	27,6	0,0	70,6
Leicester, 50 % Fett i. Tr.	30	125	6	0,0	43,2
Limburger, 20 % Fett i. Tr.	100	183	8,6	0,0	42,3
Limburger, 40 % Fett i. Tr.	100	267	19,7	0,0	66,4
Lindenberger, 45 % Fett i. Tr.	100	386	28,9	0,0	67,4
Lindenberger, light, 30 % Fett i. Tr	100	286	18	0,0	56,6
Maasdamer, 45 % Fett i. Tr.	30	105	8	0,0	68,6
Maaslander, 50 % Fett i. Tr.	100	355	29,6	0,0	75,0
Morbier, 40 % Fett i. Tr.	100	297	22,4	0,0	67,9
Mozzarella	100	225	19,8	0,0	79,2
Münsterkäse, 45 % Fett i. Tr.	30	85	7	0,0	74,1

	Gramm	kcal	g Fett	KH	% kcal aus Fett
Palmarello, 50 % Fett i. Tr.	30	110	9	0,0	*73,6*
Parmesan, 37 % Fett i. Tr.	100	375	25,8	0,1	*61,9*
Provolone	100	365	28,9	0,0	*71,3*
Pyrenäenkäse, 50 % Fett i. Tr.	100	356	29,6	0,0	*74,8*
Raclette, 48 % Fett i. Tr.	100	343	28	0,0	*73,5*
Räucherkäse, 50 % Fett i. Tr.	30	110	9	0,0	*73,6*
Rauch-Schinken-Käse, 45 % Fett i. Tr.	30	95	7	0,0	*66,3*
Reibekäse, 45 % Fett i. Tr.	100	386	30	0,0	*69,9*
Romadur, 20 % Fett i. Tr.	100	187	9	0,0	*43,3*
Romadur, 30 % Fett i. Tr.	100	226	14,1	0,0	*56,2*
Roquefort, 50 % Fett i. Tr.	30	110	9	0,0	*73,6*
Rottaler, 45 % Fett i. Tr.	30	100	8	0,0	*72,0*
Saint Paulin, 45 % Fett i. Tr.	30	85	7	0,0	*74,1*
Sbrinz, 48 % Fett i. Tr.	30	130	10	0,0	*69,2*
Schmelzkäse, 20 % Fett i. Tr.	100	188	10	7,5	*47,9*
Schmelzkäse, 30 % Fett i. Tr.	100	209	14	5,7	*60,3*
Schmelzkäse, 45 % Fett i. Tr.	100	270	23,6	0,0	*78,7*
Schmelzkäse, Scheibletten, 20 % Fett i. Tr.	100	207	11	5,0	*47,8*
Schmelzkäse, Zubereitung mit Champignons oder Schinken, 40 % Fett i. Tr.	100	251	19	5,0	*68,1*
Steinbuscher, 45 % Fett i. Tr.	30	90	7	0,0	*70,0*
Steppenkäse, 45 % Fett i. Tr.	100	325	25,4	0,0	*70,3*
Stilton Blue	30	125	10	0,0	*72,0*
Tete de Moine, 50 % Fett i. Tr.	100	386	32	0,0	*74,6*
Tilsiter, 30 % Fett i. Tr.	100	270	17,2	0,0	*57,3*
Tilsiter, 45 % Fett i. Tr.	100	358	27,7	0,0	*69,6*
Trappistenkäse, 45 % Fett i. Tr.	100	342	26,8	0,0	*70,5*
Vacherin, 50 % Fett i. Tr.	30	95	7	0,0	*66,3*
Weichkäse mit grünem Pfeffer oder Knoblauch, 60 % Fett i. Tr.	100	366	33,2	0,0	*81,6*
Weinbergkäse, 60 % Fett i. Tr.	30	120	10	0,0	*75,0*
Weißlacker, 50 % Fett i. Tr.	30	100	8	1,0	*72,0*
Westberg, 45 % Fett i. Tr.	100	352	27,6	0,0	*70,6*
Westlight, 30 % Fett i. Tr.	100	271	18,5	0,0	*61,4*

	Gramm	kcal	g Fett	KH	% kcal aus Fett
Ziegenkäse, Schnittkäse, 48% Fett i. Tr.	100	329	27	0,0	73,9
Ziegenkäse, Weichkäse, 45% Fett i. Tr.	100	280	21,8	0,0	70,1

Eier

Hühnereiklar, getrocknet	100	343	0,1	8,1	0,3
Hühnereiklar	100	46	0,2	0,0	3,9
1 Eiklar, mittelgroß, 33 g	33	15	0,1	0,0	6,0
1 Eidotter, mittelgroß, 19 g	19	67	6,1	0,1	81,9
1 Hühnerei, St. 48 g (Gew.-Kl. S)	48	75	5,4	0,3	64,8
1 Hühnerei, St. 58 g (Gew.-Kl. M)	58	90	6,6	0,4	66,0
Hühnerei (Gesamtinhalt)	100	156	11,3	0,7	65,2
Hühnereigelb	100	353	31,9	0,3	81,3
Hühnereigelb, getrocknet	100	669	59,3	2,1	79,8
Hühnervollei, getrocknet	100	570	41,8	2,4	66,0

Tierische Fette

Butter (Süß- und Sauerrahm)	100	754	83,2	0,7	99,3
Butterschmalz	100	897	99,5	0,0	99,8
Gänseschmalz	100	896	99,5	0,0	99,9
Hammeltalg	100	747	81,3	0,0	98,0
Kräuterbutter, 73% Fett i. Tr.	100	650	70	0,0	96,9
Lebertran	100	899	99,9	0,0	100,0
Milchhalbfett	100	388	39,8	3,5	92,3
Rindertalg	100	872	96,5	0,0	99,6
Schweineschmalz	100	898	99,7	0,0	99,9

Pflanzliche Fette und Öle

Diätmargarine	100	722	80	0,2	99,7
Erdnussöl	100	895	99,4	0,2	100,0
Frittierfett	100	900	100	0,0	100,0
Halbfettmargarine	100	368	40	0,4	97,8

	Gramm	kcal	g Fett	KH	% kcal aus Fett
Kakaobutter	100	920	100	0,0	97,8
Kokosfett, gereinigt	100	894	99	0,0	99,7
Kürbiskernöl	100	900	100	0,0	100,0
Leinöl	100	896	99,5	0,0	99,9
Maiskeimöl	100	899	99,9	0,0	100,0
Margarine (Pflanzenmargarine)	100	722	80	0,4	99,7
Mayonnaise, 50% Fett	100	490	52	5,0	95,5
Mayonnaise, 80% Fett	100	727	78,9	3,0	97,7
Olivenöl	100	897	99,6	0,2	99,9
Palmöl	100	898	99,8	0,0	100,0
Rapsöl (Rüböl)	100	900	100	0,0	100,0
Safloröl (Distelöl)	100	899	99,9	0,0	100,0
Sesamöl	100	896	99,5	0,0	99,9
Sojaöl	100	899	99,9	0,0	100,0
Sonnenblumenöl	100	898	99,8	0,0	100,0
Traubenkernöl	100	900	100	0,0	100,0
Walnussöl	100	896	99,5	0,0	99,9
Weizenkeimöl	100	900	100	0,0	100,0

Süßwaren

	Gramm	kcal	g Fett	KH	% kcal aus Fett
Ahornsirup, Grenadine, Fruchtsirup	100	275	0	65,0	0,0
Bonbons, Hartkaramellen	100	388	0	97,0	0,0
Bonbons, Milchkaramellen	100	393	5	84,0	11,5
Gummibärchen	100	328	0	76,0	0,0
Gummibärchen, 1 Stück	1,6	5	0	1,2	0,0
Kaugummi, 1 Stück	3,3	10	0	2,6	0,0
Vollmilchschokolade	100	526	30	56,0	51,3
Vollmilchschokolade mit Haselnüssen (20%)	100	556	36,5	47,5	59,1

Backzutaten, Süßspeisen

Cremespeisen ohne Kochen

	Gramm	kcal	g Fett	KH	% kcal aus Fett
Backpulver	100	88,2	0	23,5	0,0
Bienenhonig im Durchschnitt	100	327	0	81,0	0,0
Fruchtcreme, Trockenprodukt	100	322	0	80,0	0,0

	Gramm	kcal	g Fett	KH	% kcal aus Fett
Fruchtcreme, verzehrfertig	100	109	3	17,5	24,8
Hefe	100	83	2,3	12,0	24,9
Ingwer, Sirup	100	275	0	70,0	0,0
Kandierte Früchte	100	250	0	62,0	0,0
Konfitüre im Durchschnitt	100	266	0	66,0	0,0
Orangeat	100	305	1	74,0	3,0
Puddingpulver	100	349	0	86,0	0,0
Sanddorn, Sirup, ungesüßt	100	50	0	5,0	0,0
Sanddorn, Vollfruchtkonzentrat	100	240	0	60,0	0,0
Sirup, Rübensirup	100	300	0	80,0	0,0
Tortenguss	100	307,6	0	69,2	0,0
Vanillecreme, Trockenprodukt	100	401	13	69,5	29,2
Zitronat	100	285	1	70,0	3,2
Zucker	100	400	0	100,0	0,0
Zucker, Braun-	100	375	0	95,0	0,0
Zucker, Frucht-	100	400	0	100,0	0,0
Zucker, Gelier-	100	400	0	90,0	0,0
Zucker, Hagel-	100	400	0	100,0	0,0
Zucker, Kandis-	100	400	0	100,0	0,0
Zucker, Milch-	100	400	0	100,0	0,0
Zucker, Puder-	100	375	0	100,0	0,0
Zucker, Rohrsaft-	100	400	0	100,0	0,0
Zucker, Trauben-	100	400	0	100,0	0,0
Zucker, Vanille-	100	375	0	100,0	0,0
Bitterschokolade	100	550	32	62,0	52,4
Blockschokolade	100	550	32	62,0	52,4
Brotaufstrich auf Nussbasis	100	528	31	58,4	52,8
Kakaopulver, schwach entölt	100	340	24	11,0	63,5
Kuvertüre	100	560	55	32,0	88,4
Marzipan	100	493	25	59,0	45,6
Nougat	100	500	24	66,0	43,2
Schokolade, milchfrei	100	479	30	47,0	56,4
Schokoladencreme, Trockenprodukt	100	456	16,5	73,0	32,6
Schokoladencreme, verzehrfertig	100	144	6	19,5	37,5
Vanillecreme, verzehrfertig	100	139	5,5	19,5	35,6

	Gramm	kcal	g Fett	KH	% kcal aus Fett

Pudding und Saucen

	Gramm	kcal	g Fett	KH	% kcal aus Fett
Dessertsauce, verzehrfertig, Frucht	100	200	0	50,0	0,0
Dessertsauce, verzehrfertig, Schoko	100	145	1	32,0	6,2
Götterspeise, Gelee, Trockenprodukt	100	313	0	12,5	0,0
Götterspeise, verzehrfertig, mit Wasser	100	60	0	13,6	0,0
Rote Grütze, Trockenprodukt	100	332	0	83,0	0,0
Rote Grütze, verzehrfertig, mit Wasser	100	85	0	21,0	0,0
Schokopudding, Trockenprodukt	100	320	2,5	70,0	7,0
Schokopudding, verzehrfertig mit Milch	100	127	3,5	21,0	24,8
Vanille-, Mandel-, Sahne-pudding, Trockenprodukt	100	346	0	86,0	0,0
Vanille-, Mandel-, Sahne-pudding, verzehrfertig mit Milch	100	105	3,3	16,0	28,3
Vanillesauce, Trockenprodukt	100	338	0	84,0	0,0
Vanillesauce, verzehrfertig, mit Milch	100	97	3,4	14,0	*31,5*

Diverse Süßigkeiten

	Gramm	kcal	g Fett	KH	% kcal aus Fett
After Eight	100	423	13	74	28
Haribo Bären, Mäuse und Co. i.D.	100	350	0	82	0
Katjes Salmiak-Pastillen	100	314	2	69	6
Katjes Salzige Heringe	100	341	0	79	0
Katjes Katzen und Co.	100	350	0	82	0
Kelloggs Nutri-Grain Apfel	100	370	8	69	19
Kelloggs Nutri-Grain Heidelbeere	100	360	8	69	20
Kelloggs Nutri-Grain Kirsche	100	360	8	69	20

	Gramm	kcal	g Fett	KH	% kcal aus Fett
Kelloggs Squares	100	420	10	79	21
Nesquik Schoko-Sirup	Stk.	275	1	64	3
Nestle Schokokränze	100	439	14	74	28
Nimm 2	100	375	1	93	2
Nimm 2 Lachgummi	100	340	1	72	3
Schneekoppe Butterkeks	100	440	12	75	25
Schneekoppe Feine Sahne Caramel-Bonbons	100	290	9	72	28
Smarties (die großen)	100	451	15	75	30
Sprengel Erfrischungsstäbchen	75	257	7	45	24,51
Storck Campino	100	386	0	95	0
Storck Cola Lemon	100	364	0	90	0
Storck Durchbeißer	100	421	12	79	26
Storck Euca No.1	100	388	0	97	0
Storck Ice fresh	100	390	0	96	0
Storck Mamba	100	388	6	85	14
Storck Mint Chocs	100	426	8	87	17
Storck Vollmilch Brocken	100	415	8	82	17
Super Dickmann's	100	366	9	68	22
Werthers Original	100	430	9	93	19

Kekse & Co.

	Gramm	kcal	g Fett	KH	% kcal aus Fett
Bahlsen ABC	100	393	1	90	2
Bahlsen Akora Edelherb	100	391	10	68	23
Bahlsen Akora Vollmilch	100	387	10	68	23
Bahlsen Bunte Lebkuchen Mischung	100	390	7	77	16
Bahlsen Contessa	100	416	14	67	30
Bahlsen Contessa Minis	100	414	13	69	28
Bahlsen Diät Leibniz Butterkeks	100	434	10	78	21
Bahlsen Düsseldorfer Törtchen	100	410	12	70	26
Bahlsen Grandessa	100	393	10	71	23
Bahlsen Herbstblüten	100	442	13	75	26
Bahlsen Jupiter Edelherb	100	398	11	68	25
Bahlsen Jupiter Vollmilch	100	390	10	69	23

	Gramm	kcal	g Fett	KH	% kcal aus Fett
Bahlsen Lebkuchen Herzen und Sterne	100	403	9	73	20
Bahlsen Lebkuchen-Brezeln	100	403	11	70	25
Bahlsen Leibniz Butterkeks	100	438	11	77	23
Bahlsen Leibniz Minis Butterkeks	100	467	15	75	29
Bahlsen Messino Vollmilch	100	414	14	69	30
Bahlsen Pflümis	100	377	10	66	24
Bahlsen Saftige Schoko Bäumchen	100	405	12	67	27
Bahlsen Sternschnuppen	100	445	15	71	30
Bahlsen Zoo	100	445	12	77	24
Erbacher Dinkel-Früchte-Riegel	100	348	10	51	25
Erbacher Dinkel-Riegel	100	384	12	53	28
Erbacher Dinkelvollkorn-Kekse	100	334	2	63	6
Erbacher Mandel-Kekse	100	321	7	57	19

Weihnachtsgebäck

	Gramm	kcal	g Fett	KH	% kcal aus Fett
Weiss Contrella Lebkuchen mit Schokoladenboden	100	356	5	72	13
Weiss Feine Nürnberger Oblaten Lebkuchen glasiert	100	373	11	61	26
Weiss Feine Nürnberger Oblaten Lebkuchen naturell	100	367	10	60	23
Weiss Lebkuchen Allerlei	100	392	3	74	7
Weiss Lebkuchen Herzen gefüllt	100	342	7	65	18
Weiss NBG'er OLK Schoko	100	378	6	57	14
Weiss Schokoladenlebkuchen, Herze, Sterne, Brezeln	100	366	9	66	21
Weiss ungefüllte Herzle	100	359	4	69	10

	Gramm	kcal	g Fett	KH	% kcal aus Fett
Eiscreme & Co.					
Fruchteis	100	80	0	20,0	0,0
Milchspeiseeis	100	127	3	20,0	21,3
Softeis (zum Beispiel McSunday)	100	115	3	19,0	23,5
bofrost Bunte Seeschlange 108	100	86	0	21	4
bofrost Cola Quetschtüte 108	100	80	0	20	0
bofrost Fruchteis Erdbeer 083	100	102	0	26	0
bofrost Fruchteis Zitrone 083	100	114	0	29	0
bofrost Knallbrause Eis 108	100	136	4	25	26
bofrost Kunterbunt 098	100	87	0	22	0
bofrost Orangen-Fruchteis 099	100	96	0	24	0
eismann Caribi 0039	100	88	1	22	10
eismann Cola-Orange 0064	100	103	1	25	9
eismann Diätbecher Himbeer 0157	100	139	3	19	19
eismann Diätbecher Schoko 0157	100	151	5	18	30
eismann Eddy's Commander 0038	100	100	1	25	9
eismann Eddy's Frucht-Mix 0031	100	105	1	26	9
eismann Eddy's Mini-Ufos 0020	100	104	0	26	0
eismann Eddy's Rennwagen 0159	100	89	1	21	10
eismann Orange Cone 0138	100	223	7	37	28
eismann Zitronen-Sorbet 6807	100	131	1	32	7
Langnese Calippo Cola	St.	87	0	22	0
Langnese Calippo Erdbeer	St.	98	0	24	0
Langnese Calippo Orange	St.	102	0	25	0
Langnese Capri	St.	52	0	13	0
Langnese Colori	St.	23	0	6	0
Langnese Cuja Mara Split	St.	97	3	17	28
Langnese Mister Long	St.	78	0	19	0
Langnese Solero Exotic	St.	114	3	20	24
Langnese Solero Ice	St.	86	0	21	0
Langnese Solero Shots	St.	22	0	5	0

	Gramm	kcal	g Fett	KH	% kcal aus Fett
Langnese Star Wars	St.	47	0	12	0
Langnese Super Twister	St.	106	0	26	0
Langnese Super Twister Choc	St.	121	3	21	22
Langnese Tom&Jerry	St.	39	0	10	0
Motta Carioca	St.	104	3	18	26
Motta Extreme Joghurt Frutti Rossi	St.	176	5	31	26
Motta Happy 5	St.	63	0	15	0
Motta Insect	St.	45	0	11	0
Motta Jimmy E	St.	47	0	11	0
Motta Jimmy O	St.	44	0	11	0
Motta Nestea	St.	56	0	14	0
Motta Pic's Mallows	St.	217	4	43	17
Motta Pirula Tropical	St.	93	0	23	0
Motta Sniepy Kirsch-Cola	St.	111	0	27	0
Motta Wellness Lemon	St.	23	0	6	0
Motta Wellness-Becher Vanille-Schokolade	St.	81	1	18	11
Sanobub Apfel-Sorbet	100	124	4	22	29
Sanobub Calimba Drops	St.	25	0	5	0
Sanobub Drückberger Cola	St.	133	0	31	0
Sanobub Heidelbeer-Sahne	100	144	4	25	25
Sanobub Herzblatt Waldfrucht-Vanille	St.	99	3	16	27
Sanobub Kulli	St.	95	3	14	28
Sanobub Marenga Quark-Orange	St.	154	4	17	23
Sanobub Multivitamin Eis	St.	60	0	14	0
Sanobub Ojo	St.	40	1	6	23
Sanobub Oranga	St.	57	0	14	0
Sanobub Pflaume-Sahne	100	149	4	27	24
Sanobub Rote Grütze Sorbet	100	102	0	24	0
Sanobub Waldmeister	100	152	5	25	30
Sanobub Zitrone, Classic	100	98	0	24	0
Schöller @T 2000	100	106	0	25	0
Schöller Beach Cola	100	101	0	25	0
Schöller Beach Kiba Kirsch-Banane	100	98	0	24	0

	Gramm	kcal	g Fett	KH	% kcal aus Fett
Schöller Caretta-Orange	100	96	0	23	0
Schöller Kaktus	100	139	3	28	19
Schöller Larry	100	86	0	20	0
Schöller Manhattan Freezer Cherry	100	160	4	28	23
Schöller Milk Flip	100	125	3	19	22
Schöller Racer	100	91	0	22	0
Schöller Tropsy	100	98	0	24	0
Schöller-Mövenpick Amarena Cream	100	177	5	25	25
Schöller-Mövenpick Citronen Sorbet	100	123	0	29	0
Eiscreme	100	160	10	15,0	56,3
Rahm-, Sahneis	100	220	17	15,0	69,5

Gewürze und Würzzutaten

	Gramm	kcal	g Fett	KH	% kcal aus Fett
Essig (Obst-/Weinessig), 1 EL	15	2	0	0,0	0,0
Ingwerwurzel, frisch, 1 kleines Stück	10	6	0	1,0	0,0
Kapern, eingelegt	10	1	0	0,0	0,0
Kerbel, frisch, gehackt, 1 geh. TL	2	1	0	0,0	0,0
Ketschup	100	116	0	28,0	0,0
Knoblauch, 1 Zehe	2	3	0	0,8	0,0
Mango-Chutney	100	150	0	40,0	0,0
Meerrettich, frisch	100	60	0	20,0	0,0
Meerrettich, Glas	100	190	1,9	1,9	9,0
Petersilie, frisch, gehackt, 1 geh. TL	2	1	0	0,0	0,0
Pfeffer, grün, roh	10	1	0	0,0	0,0
Remoulade	100	720	8	0,0	10,0
Salbei, frisch	1	1	0	0,0	0,0
Schalotten	10	4	0	1,0	0,0
Schnittlauch, frisch, gehackt, 1 geh. TL	2	1	0	0,0	0,0
Semmelbrösel	100	300	0	60,0	0,0
Sojasauce	100	75	0	5,0	0,0

	Gramm	kcal	g Fett	KH	% kcal aus Fett
Anis	100	357	15,9	35,4	*40,1*
Kreuzkümmel	100	408	22,3	34,0	*49,2*
Sardellenpaste	100	195	11,3	8,2	*52,2*
Parmesan Streukäse, 35 % Fett i. Tr., 1 gestr. EL	10	40	3	0,0	*67,5*

Alkoholische Getränke

Alkohol hat zwar kein Fett, aber 7 (leere) Kalorien. Da der Körper dieses Zellgift schnell wieder loswerden will, blockiert Alkohol auch noch die Leber: Bis der Alkohol abgebaut ist, läuft die Fettverbrennung auf einem deutlich schlechteren Level. Zudem macht er hemmungslos und gefräßig.

Bier					
Alkoholfreies Bier	250	65	0	13,0	0,0
Altbier	250	100	0	7,0	0,0
Berliner Weiße, mit Schuss	250	150	0	25,0	0,0
Diät Pils	250	100	0,0	2,0	0,0
Exportbier	250	105	0,0	8,0	0,0
Lagerbier (Vollbier), hell	250	100	0,0	7,0	0,0
Malzbier	250	135	0,0	27,0	0,0
Märzenbier	250	105	0,0	8,0	0,0
Pils	250	105	0,0	8,0	0,0
Starkbier (Doppelbock)	250	150	0,0	10,0	0,0
Weißbier, Weizenbier	500	190	0,0	15,0	0,0
Obstwein					
Apfelwein	200	90	0,0	5,0	0,0
Cidre	200	80	0,0	7,0	0,0
Federweißer	200	150	0,0	24,0	0,0
Johannisbeerwein	125	95	0,0	6,0	0,0
Wein					
Bordeaux	125	95	0,0	0,0	0,0
Burgunder	125	100	0,0	0,0	0,0
Le Filou rouge	125	95	0,0	0,0	0,0
Plavac, halbtrocken	125	100	0,0	0,0	0,0
Plavac, trocken	125	90	0,0	0,0	0,0
Rosé	125	90	0,0	3,0	0,0
Rotwein, leichte Qualität	125	80	0,0	3,0	0,0

	Gramm	kcal	g Fett	KH	% kcal aus Fett
Rotwein, schwere Qualität	125	95	0,0	3,0	0,0
Weinschorle	125	45	0,0	2,0	0,0
Weißwein, leichte Qualität	125	85	0,0	1,0	0,0
Weißwein, mittlere Qualität	125	85	0,0	3,0	0,0
Schaumweine, Sekt , Champagner					
Champagner	100	90	0,0	4,0	0,0
Diabetiker-Sekt	100	80	0,0	2,0	0,0
Sekt, 1 Piccolo	200	180	0,0	8,0	0,0
Sekt, halbtrocken	100	90	0,0	4,0	0,0
Sekt, süß	100	110	0,0	11,0	0,0
Sekt, trocken	100	75	0,0	1,0	0,0
Süßwein					
Dessertwein i. D.	5	80	0,0	7,0	0,0
Madeira (Likörwein)	5	85	0,0	5,0	0,0
Malaga (spanischer Wein)	5	80	0,0	9,0	0,0
Portwein i. D.	5	80	0,0	6,0	0,0
Reiswein	5	60	0,0	2,0	0,0
Sherry, süß	5	70	0,0	3,0	0,0
Sherry, trocken	5	60	0,0	1,0	0,0
Tokayer	5	80	0,0	7,0	0,0
Wermut, süß	5	80	0,0	8,0	0,0
Wermut, trocken	5	60	0,0	3,0	0,0
Likörwein					
Anisette, 42 Vol.-%	2	75	0,0	7,0	0,0
Apricot Brandy, 35 Vol.-%	2	65	0,0	6,0	0,0
Benedictine, 43 Vol.-%	2	70	0,0	5,0	0,0
Campari Bitter, 25 Vol.-%	2	50	0,0	5,0	0,0
Cherry-Brandy, 30 Vol.-%	2	50	0,0	4,0	0,0
Cointreau, 40 Vol.-%	2	75	0,0	6,0	0,0
Curaçao, 35 Vol.-%	2	60	0,0	6,0	0,0
Danziger Goldwasser, 38 Vol.-%	2	65	0,0	6,0	0,0
Eierlikör, 20 Vol.-%	2	55	0,0	6,0	0,0
Fruchtsaftlikör, 30 Vol.-%	2	60	0,0	6,0	0,0
Grand Marnier, 40 Vol.-%	2	75	0,0	6,0	0,0
Kräuterlikör, 32 Vol.-%	2	50	0,0	3,0	0,0
Kümmel, 30 Vol.-%	2	60	0,0	6,0	0,0
Likör i. D.	2	65	0,0	6,0	0,0

	Gramm	kcal	g Fett	KH	% kcal aus Fett
Pfefferminzlikör, 30 Vol.-%	2	70	0,0	9,0	0,0
Underberg, 49 Vol.-%, 1 kl. Flasche	3	100	0,0	8,0	0,0
Weinhaltige Getränke					
Bowle, Ananas	200	160	0,0	4,0	0,0
Bowle, Erdbeer	200	200	0,0	10,0	0,0
Bowle, Feuerzangen	200	320	0,0	44,0	0,0
Bowle, Gurken	200	150	0,0	5,0	0,0
Bowle, Mai	200	150	0,0	1,0	0,0
Bowle, Pfirsich	200	170	0,0	8,0	0,0
Glühwein	200	185	0,0	19,0	0,0
Kalte Ente	200	180	0,0	6,0	0,0
Kullerpfirsich	200	200	0,0	20,0	0,0
Sangria	200	200	0,0	13,0	0,0

Zum guten Schluss

Wir hatten es eingangs schon beschrieben: Sie selbst müssen davon überzeugt sein, dass Sie etwas ändern möchten. Die Meinung anderer zu Ihrer Figur und Ihrem Äußeren kann Ihnen egal sein (außer es hängt Ihre Ehe dran, aber dann sollten Sie diese vielleicht ebenso hinterfragen wie Ihre Figur!).

Auch wenn man ständig das Gefühl hat, unter Beobachtung zu stehen, ist es keineswegs so, dass jeder auf Sie guckt, wenn Sie einkaufen, essen oder Sport machen. Fettröllchen gibt es überall. Und es gibt an jedem Menschen schöne Dinge: schöne Augen, tolle Haare, einen schönen Mund, zierliche Ohren, gut geformte Hände, gerade Beine. Und jeden Menschen können Sie angesichts der vielen »Mängel« die er hat, fertig machen. Außer: Er hat Selbstbewusstsein. Und genau am Selbstbewusstsein mangelt es uns. Nicht an der Schönheit.

Wenn Sie anfangen, sich selbst zu mögen, dann hat das einen durchschlagenden Erfolg auf Ihr Äußeres: Sie WIRKEN dann nämlich und sehen nicht einfach nur irgendwie aus.

Humor, Selbstsicherheit und Charme sind viel wichtiger als 5 Kilo mehr oder weniger.

Und wer wen weshalb schön findet, liegt stets im Auge des Betrachters – nicht in der Person selbst.

Jeder hat in puncto Schönheit seine individuellen Präferenzen, das fängt schon bei der Haarfarbe an. Und während der eine einen roten Kopf bekommt, weil sein Gegenüber blond ist und blaue Augen hat, rutscht der andere angesichts einer dunkelhaarigen Schönheit auf dem Sitz herum.

Also: Machen Sie sich locker. SIE müssen sich mögen, SIE müssen sich akzeptieren – und wenn Sie dazu abnehmen möchten oder einfach »nur so« gesünder leben wollen:

Willkommen bei LOW FETT 30.

Infos rund um das LOW FETT 30-Projekt

LOW FETT 30® ist ein international eingetragenes Warenzeichen, das optisch um das Gütesiegel ergänzt wird.

Die Benutzung des Begriffes »LOW FETT 30« sowie die Verwendung unseres Labels ist nur mit unserer ausdrücklichen Genehmigung gestattet. Um Ihnen als Verbraucher Sicherheit zu geben, gehen wir gegen Trittbrettfahrer, falsche Deklarationen und alle Fälle von Markenrechtsverletzungen, die uns bekannt werden, gerichtlich vor.

Kontakt via Internet
Unsere Internet-Adresse lautet: **www.lowfett.de**
Neben den grundlegenden Infos finden Sie hier:
- Die Adressen und Termine unserer Abnehmgruppen
- Rechner für Grundumsatz, Body Mass Index
- Rezeptrechner (zum Ausrechnen eigener Rezepte)
- Ein Rezeptforum
- Ein Frageforum, in dem Sie sich mit anderen Usern austauschen können
- Eine Suchmaschine für die SCHIPPS
- Einen e-shop

Unsere LOW FETT 30-Bücher
Von LOW FETT 30 sind bisher folgende Bücher erschienen:
LOW FETT 30…
- *Steig ein…*, LOW FETT 30-Selbstverlag
- *Essen macht Spaß*, Verlag Mosaik bei Goldmann, Taschenbuch

- Die besten Rezepte, Verlag Bassermann, Hardcover
- *Abnehmen und Genießen + Nährwerttabelle*, Verlag
  Bassermann, Hardcover

außerdem

Der LOW FETT 30-Rechenschieber, Falken Verlag

Die große LOW FETT 30-Nährwerttabelle, Verlag Knaur-Mi-
 dena-Weltbild

... und viele Kochbücher im Falken Verlag

LOW FETT 30...

- *für die ganze Familie*
- *für Singles*
- *für den Wok*
- *Partyküche*
- *Weihnachtsbuch*
- *schnell gekocht*
- *vegetarisch*
- *italienisch*
- *für Berufstätige*

außerdem bei Knaur/Midena/Weltbild

LOW FETT 30...

- *für Naschkatzen*
- *easy*

Weitere Titel sind in Vorbereitung. Das erfahren Sie immer
aktuell auf unseren Internetseiten, wo Sie diese Bücher auch bestellen können.

Spezieller Info-Bedarf?

Falls Sie sich direkt über die Abnehmgruppen informieren wollen:

LOW FETT 30-Trainings-GmbH
Bismarckstr. 12
97209 Veitshöchheim
Tel.: 0931 / 9701920
konkret@lowfett.de

Falls Sie sich für eine Kooperation mit uns interessieren, unsere Produkte vertreiben oder eine Lizenz erwerben wollen, sprechen Sie mit uns:

LOW FETT 30-GmbH & Co. KG
Volksgartenstr. 85
41065 Mönchengladbach
02161/47957-0
Web-Adresse: http://www.lowfett.de
E-Mail: info@lowfett.de

Rezeptregister

Sachregister

RAT UND HILFE?
TIPPS UND TRICKS!

Abnehmen kann richtig Spaß machen

Denn bei uns lernen Sie, wieder bedarfsgerecht zu essen. Wir zeigen Ihnen, wie Sie sich besser fühlen, machen Ihnen Lust auf Bewegung und Sie erreichen locker und gesund Ihr persönliches Zielgewicht.

Unter **www.lowfett.de** finden Sie jede Menge netter Leute, die mit LOW FETT 30 abnehmen. Ob Sie noch ein paar zusätzliche Information brauchen oder einfach nur einen Trainingspartner suchen, auf unseren Internetseiten finden Sie es.

Abnehmen in Gruppen

Sie brauchen eine Gruppe, die Sie motiviert und auch auffängt, wenn es mal nicht weitergeht? Dann sind Sie bei LOW FETT 30-konkret bestens aufgehoben. Die Adressen und Treffpunkte der LOW FETT 30-Gruppen erfahren Sie unter: **09360 – 993899.**

Bewerbungen erwünscht

Falls Sie professionell LOW FETT 30-Gruppen leiten wollen, können Sie sich ebenfalls unter dieser Telefonnummer über die Möglichkeiten informieren.

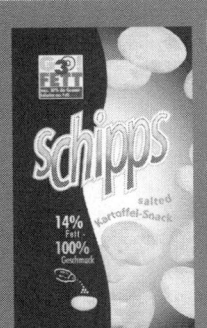
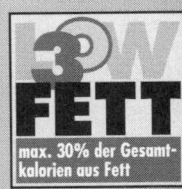

Bücher, die das Leben erleichtern

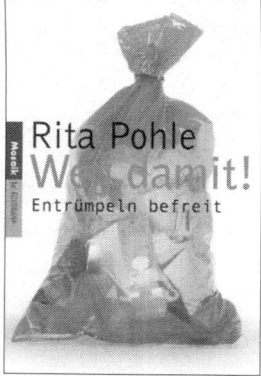

16527

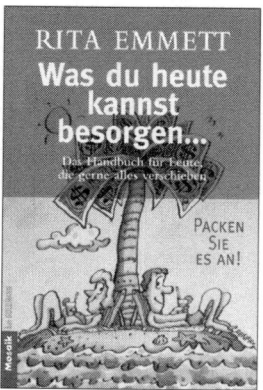

16370

Erhältlich überall dort, wo es Bücher gibt.

Liebe das Leben – und lebe

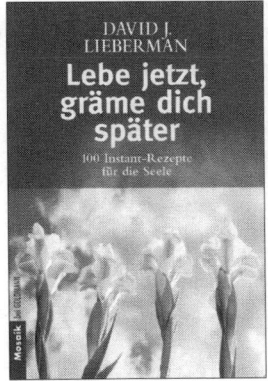

16189

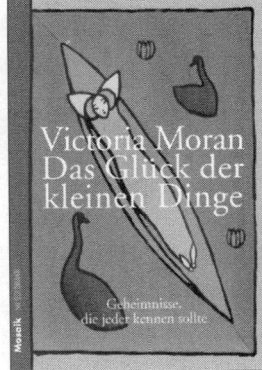

16328

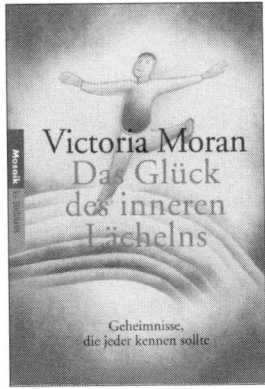

16469

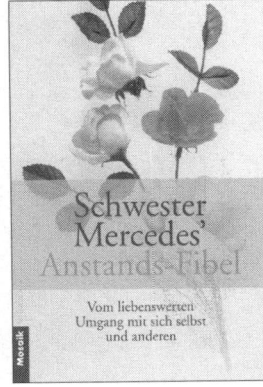

16421

Mosaik bei GOLDMANN

Erhältlich überall dort, wo es Bücher gibt.